Christine Lemmrich

THETA-BALANC

CHRISTINE LEMMRICH

THETA-BALANCE

Die neue Dimension
energetischen Heilens

MensSana
BEI KNAUR

Die in diesem Buch vorgestellten Empfehlungen und Informationen sind nach bestem Wissen und Gewissen geprüft. Dennoch übernehmen die Autorin und der Verlag keinerlei Haftung für Schäden irgendwelcher Art, die sich direkt oder indirekt aus der Anwendung der hier beschriebenen Maßnahmen ergeben. Nehmen Sie im Zweifelsfall bzw. bei ernsthaften Beschwerden bitte immer ärztliche oder naturheilkundliche Hilfe in Anspruch.

Besuchen Sie uns im Internet:
www.mens-sana.de

FSC
www.fsc.org
MIX
Papier aus verantwortungsvollen Quellen
FSC® C014496

Lektorat: Ulrike Strerath-Bolz
Redaktionelle Mitarbeit: Wulfing von Rohr und Annegret Torspecken
Umschlaggestaltung: ZERO Werbeagentur, München
Umschlagabbildung: FinePic®, München
Satz: Andrea Mogwitz, München
Druck und Bindung: GGP Media GmbH, Pößneck
Printed in Germany
ISBN 978-3-426-65694-5

2 4 5 3 1

Inhalt

Ich widme dieses Buch allen Menschen, die mutig und kraftvoll, trotz aller Schwierigkeiten, ihren ganz eigenen Weg zu Heilung und Ganzheit bzw. dem Aufwachen gehen, insbesondere allen traumatisierten Mädchen und Frauen.

Vorwort

Jede Zeit hat ihre Wege und Methoden, ihre Heilmittel und Verfahren.

Das zwanzigste Jahrhundert war geprägt vom rasanten Fortschritt der naturwissenschaftlich-technisch fundierten Medizin und einer vielgestaltigen Psychologie und Seelenheilkunde.

Das neue, das einundzwanzigste Jahrhundert hat indes eine ganz eigene Heilweise hervorgebracht: die Arbeit mit den Theta-Frequenzen des Gehirns, die von Vianna Stibal, der Begründerin dieser Methode, ThetaHealing® genannt wird. Dieser Ansatz entspricht unserer globalen, vernetzten Zeit, in der das Tempo schneller wird und die Interaktionen komplexer, und damit auch die Ursachengeflechte für gesundheitliche und seelische Beschwerden immer komplizierter rein verstandes- oder gefühlsmäßig erfasst werden können.

Die Ausrichtung auf die Ebene der ganzheitlichen Theta-Bewusstseinsfrequenz erlaubt jedoch, die Gesamtzusammenhänge zu erkennen und Lösungsmöglichkeiten zu finden und anzuwenden. So ist »Theta-Balance« ein Heilverfahren, das unserer Zeit gerecht wird.

Im Theta-Zustand erlangt man eine Verbindung zu einer Bewusstseinsebene, die nicht etwa Unterbewusstsein oder Unbewusstes ist, sondern vielmehr eine Form des Überbewusstseins. In der eigenen Verbindung mit einer Kraft, die unterschiedliche Namen tragen kann – kosmische Energie, die Urquelle, Schöpfer von allem, was ist, höheres Selbst,

Gotteskraft … –, können tiefsitzende Ursachen für Leiden und Probleme erkannt, festgefahrene und überholte Programmierungen aufgelöst und neue konstruktive Lebensimpulse gesetzt werden. Wie das »funktioniert«, lesen Sie in diesem Buch.

Christine Lemmrich zeichnet sich als Theta-Heilerin dadurch aus, dass sie auf einer fundierten Ausbildung als Sozialpädagogin und Heilpraktikerin für Psychotherapie aufbaut und eine langjährige Ausbildung in und Arbeit mit existenziell orientierter Psychotherapie absolviert hat. Ihr besonderer Zugang zu Theta-Heilung, den sie »Theta-Balance« nennt, besteht darin, sich auf die emotionale Tiefenheilung zu fokussieren, die mit der holistischen Bewusstseinsfrequenz im Theta-Zustand möglich ist. Dabei vermeidet sie billige Allheilversprechen, als ob Theta-Heilung alle körperlichen Beschwerden und klinischen Krankheiten heilen könnte. Sie sieht in Theta-Balance eine wirksame Methode, um viele emotionale Leiden, anhaltende psychische Blockaden und chronische seelische Beschwerden an der Wurzel zu erkennen und auf der Ursachenebene zu heilen.

Die Autorin beschreibt die Grundlagen und Werkzeuge der Theta-Heilung, stellt die wichtigen »Grundbefehle« und Manifestationen vor, widmet sich den verschiedenen wichtigen Lebensbereichen wie Gesundheit, Beruf, Partnerschaft usf., in denen Theta-Balance helfen kann. Sie arbeitet mit Verstrickungen aus der Vergangenheit und bringt eine Reihe von Übungen und anschaulichen Praxisbeispielen.

Theta-Balance ist ein Buch, das alles Wichtige zum Thema Theta-Heilung auf einfühlsame und praxisnahe Art und Weise darstellt und es möglich macht, selbst die Vorzüge von Theta-Balance zu erspüren.

Diesem Buch und der Autorin wünsche ich den Zuspruch, den sie verdienen. Den Lesern und Leserinnen wünsche ich teilweise ganz neue Perspektiven für Heilung und Bewusstseinsentfaltung.

Wulfing von Rohr

1 Theta-Balance – eine Einführung

Theta-Balance ist eine neu entwickelte, tiefgreifende, effektive und schnell wirksame mentale Methode, mit deren Hilfe die Ursachen psychischer Probleme und Störungen erfasst und aufgelöst werden können. Man kann sie auch als eine Form geistiger Heilung bezeichnen.

Diese Methode gründet sich auf dem von der Amerikanerin Vianna Stibal entwickelten ThetaHealing®. Vianna Stibal erkrankte 1995 schwer an Knochenkrebs. In ihrem Versuch, wieder gesund zu werden, entwickelte sie ThetaHealing®. Mit ThetaHealing® gelang es ihr tatsächlich, vollständig von ihrem Knochenkrebs geheilt zu werden. Begeistert von ihrem Erfolg, arbeitete sie fortan mit Klienten und brachte in den Folgejahren vielen Menschen in den von ihr entwickelten Kursen ThetaHealing® bei. Ende 2002 hatte sie nach eigenen Angaben mit über 35 000 Klienten gearbeitet. ThetaHealing® ist mittlerweile ein eingetragenes Warenzeichen.

Von ThetaHealing® zu Theta-Balance – mein Weg

Ich lernte ThetaHealing® im Jahr 2009 kennen, als ich händeringend nach einer neuen, wirksamen Methode suchte, mit der ich nicht nur mit meinen Klienten, sondern zunächst vor allem mit mir selbst und für meine eigene Heilung arbeiten konnte. Zu diesem Zeitpunkt arbeitete ich bereits seit sieben Jahren als Coach in einer eigenen Praxis mit meinem Ausbildungshintergrund in NLP, Familienaufstellung und systemischem Coaching.

Ich belegte sämtliche damals in Deutschland verfügbaren Kurse bei Esther Kochte, nämlich: ThetaHealing® Basic DNA, ThetaHealing® Advanced und ThetaHealing® Manifestation. Wie viele andere »Theta-Practitioner« habe ich dann die ursprüngliche Form des ThetaHealing® übernommen und sie aus meiner eigenen Erfahrung heraus angereichert und weiterentwickelt. Ich arbeite nicht mit allen von Vianna Stibal entwickelten ThetaHealing®-Techniken bzw. -Anwendungsfeldern. So entferne ich keine Pilze, Bakterien etc. und arbeite auch nicht an der DNS (Desoxyribonukleinsäure = Träger der Gene und Erbinformationen). Für die Wirksamkeit in diesen Bereichen habe ich bislang keinen stimmigen Nachweis gefunden. Deshalb verwende ich auch nicht mehr den geschützten Begriff ThetaHealing®. Ich arbeite stattdessen mit dem Begriff »Theta-Balance«.

Bedingt durch meinen eigenen Krankheitsweg habe ich mich auf die Arbeit mit psychischen und spirituellen Problemen spezialisiert. So begleite ich unter anderem erfolgreich Menschen, die an ihrer Bewusstwerdung arbeiten, sowie mit psychisch kranken Menschen. Hier kann ich voller Freude und Begeisterung sagen: Ja, Theta-Balance funktioniert. Immer wieder werden in einer enormen Geschwindigkeit nachhaltige Heilerfolge erreicht. Oft bin ich selbst noch völlig erstaunt und fasziniert ob der großartigen Wirkungsweise dieser Methode.

Was kann Theta-Balance leisten?

Theta-Balance kann bei folgenden Themen sehr gut eingesetzt werden:

- Psychische Probleme aller Art: Phobien, Ängste, Depression, Traumata
- Menschen in existenziellen Krisen: schwere körperliche Erkrankung oder Tod eines nahen Angehörigen, Verlust des Arbeitsplatzes, Trennung vom Partner o. Ä.
- Menschen, die auf Sinnsuche sind und »aufwachen« wollen
- Körperliche Beschwerden
- »Beziehungsprobleme« mit dem Partner, den Kindern oder auch Arbeitskollegen
- Berufliche Neuorientierung
- Herausfinden des eigenen »Seelenrufs«

Das sind die derzeit häufigsten Themen. Ich arbeite mit Erwachsenen, aber auch mit Kindern und Jugendlichen. Dabei profitiere ich auch von meiner Erfahrung als ehemalige Familienhelferin. Dort arbeitete ich mit auffälligen Kindern und Jugendlichen aller Altersgruppen.

Dass Theta-Balance selbst bei schwerwiegenden Krankheitsbildern schnell und effizient wirkt, zeigt das folgende Beispiel.

Angelika gilt seit mehreren Jahren als schwer depressiv. Sie hat eine körperliche Erkrankung, die sie einschränkt und die nicht heilbar ist. Der unklare und nicht berechenbare Verlauf dieser Erkrankung und die damit verbundene Arbeitsunfähigkeit verstärken ihre Depression. Aufgrund ihrer psychischen Verfassung und ihrer körper-

lichen Schmerzen hat sie sich sehr zurückgezogen, wichtige zwischenmenschliche Kontakte abgebrochen und ist in ihrem Leid sehr gefangen.

Bei Angelika, wie bei vielen anderen, sind natürlich ein langfristiger Therapie- und Heilungsprozess und eine kontinuierliche Begleitung notwendig. Trotzdem möchte ich den Verlauf unserer ersten Stunde darstellen, eben weil das Ergebnis für die genannten schweren Ausgangsbedingungen so überraschend erfreulich und schnell war:

Erste Sitzung

Ich gehe in den Theta-Zustand und nehme wahr, wie Angelika in Todesangst davonrennt. Sie bestätigt mir, dass diese Todesangst mit Fluchtimpulsen ihrem momentanen Grundgefühl entspricht. Ich frage im Theta-Zustand nach, was die sogenannten Ursachenpunkte für diese Angst sind.

Ich sehe hellsichtig ein Erlebnis des Ertrinkens. Angelika bestätigt diesen Vorfall als tatsächliches Erlebnis aus ihrer Kindheit und erzählt ihn mir ausführlich. Sie war damals fünf Jahre alt. Seitdem hat sie Angst vor Wasser. Mit ihrer Einwilligung löse ich dieses Erlebnis auf.

Danach bekomme ich im Theta-Zustand die Information, dass Angelika einen »Todeszug« hat, das heißt, es gibt ein Verlangen nach dem Tod bzw. ein Ziehen hin zum Tod. Im Verlauf unseres Gesprächs bestätigt sie das. Sie berichtet auch, dass sich ihr Ex-Mann das Leben genommen hat. Ich vermute, dass die Seele des Ex-Mannes noch bei ihr ist und diesen »Todeszug« verursacht.

Wieder im Theta-Zustand bekomme ich die Bestätigung dafür. Daraufhin ist sie auf meinen Vorschlag hin bereit, eine Familienaufstellung vorzunehmen, ihren Ex-Mann aufzustellen und zu schauen, ob noch Ungelöstes zwischen ihm und ihr steht, so dass er ins »Licht« und seinen eigenen Weg weitergehen kann. Wir bereinigen im Gespräch zwischen Angelika und ihrem Ex-Mann alle ungelösten Probleme, alles Unausgesprochene, so dass sich die Seele ihres Ex-Mannes verabschieden kann und nicht mehr bei Angelika verweilt und diesen Wunsch nach dem Tod auslöst. Damit beende ich die erste Sitzung.

Beim Folgetreffen wirkt Angelika spürbar lebendiger, lacht, ist aufgeschlossen. Ihre Depression ist deutlich weniger ausgeprägt. Sie hat am Wochenende, das erste Mal seit langem, wieder eine Freundin getroffen! Diese positiven Veränderungen bleiben, obwohl erst einmal keine weitere Sitzung folgt.

Für wen ist Theta-Balance geeignet?

Viele meiner Klienten kommen mit einem hohen Erwartungsdruck zu mir. Sie sind häufig extrem frustriert, haben sie doch schon etliches an Heilmethoden und Therapien hinter sich. Viele haben die gängigen, von den Krankenkassen finanzierten Therapieverfahren durchlaufen, hier aber nicht die erwünschten Ergebnisse erzielt.

Gerade mit Theta-Balance und anderen sogenannten »neuen Heilmethoden« wird im Internet und in Büchern sehr aggressiv Werbung betrieben. Dem möchte ich mich nicht anschließen. Schnelle Hilfe ist möglich, ja, aber häufig muss doch ein längerer Weg gemeinsam beschritten werden. Das bedeutet nicht zwingend, dass man sich jede Woche sieht, aber doch in regelmäßigen Abständen.

Ich musste mehrfach die Erfahrung machen, dass Klienten mit folgender Erwartungshaltung zu mir kamen: »Ich habe gelesen, dass Theta-Balance mit xyz mit einer Sitzung so gut funktioniert hat. Das möchte ich auch. Vor allem will ich aber nichts dafür tun und möglichst kein Geld ausgeben.« Diese Haltung ist unkooperativ und macht mich zunehmend wütend. Sie beinhaltet nämlich: Ich bin der Kunde, und du hast das Glück, dass ich dich bezahle. Und dann setzt sich der Klient auf die Couch und denkt: »Dann mach du mal! Und wehe, wenn es länger dauert, dann hast du was falsch gemacht und kannst nichts.«

Aber so funktioniert das nicht. Auch hierzu ein Beispiel:

Anruf einer mir unbekannten Frau, in Panik: »Mir geht es so schlecht, ich brauche Ihre Hilfe, ich habe Sie im Internet gefunden, ich denke, Sie können mir helfen. Können wir nicht direkt einen Termin ausmachen, es ist ganz dringend und es muss ganz schnell sein.« Ich räume der Dame trotz Terminknappheit bei mir noch irgendwo dazwischen ganz schnell einen Termin ein.

In der ersten Sitzung überfällt mich die Klientin mit einem Redeschwall, der kaum zu stoppen ist. Ich habe Mühe, mit ihr Ziele für die Sitzung zu erarbeiten.

Ihre Fragen lauten in etwa: Wo ist der richtige Platz/Lebensort für mich? Welche sinnvolle Aufgabe kann ich mit Mitte sechzig noch erfüllen? Ich habe massive Schlafstörungen und nachts Angst und betreibe deshalb Schlafmittelmissbrauch. Das möchte ich ändern. Ich möchte ohne Schlafmittel gut schlafen können. Zusätzlich klagt sie über Mobilfunkmasten bzw. die daraus resultierende Strahlung, die Unaufgeräumtheit ihrer Wohnung, die schlechte Verkehrslage ihrer Wohnung, mannigfal-

tige gesundheitliche Probleme etc. Sie klagt über alles und jeden. Auf Lösungsansätze von mir antwortet sie unweigerlich mit: »Ja, aber …« Ich spiegele der Klientin ihr Verhalten und äußere die Vermutung, dass ein Teil von ihr der Veränderung/Heilung Widerstand entgegensetzt. Ich nehme hellsichtig wahr, dass Frau P. kein Vertrauen in das Leben an sich hat und eigentlich gar nicht mehr leben will. Sie bejaht das. Eine wichtige Erkenntnis.

Ich teile ihr mit, dass sie sich für den weiteren Heilungsverlauf entscheiden muss, ob sie leben möchte, sonst kann ich nichts für sie tun. Daraufhin möchte sie mit mir einen »Deal machen«: Wenn ich ihr versichere, dass sie noch eine Aufgabe in diesem Leben hat, inklusive richtigem Wohnort, dann würde sie sich für das Leben entscheiden. Sie versucht also, mir eine Verantwortung zuzuschieben, die ich nicht für sie übernehmen kann, darf und möchte. Hellsichtig habe ich für sie die Möglichkeit wahrgenommen, in einem kleinen Seminarzentrum in der Natur zu arbeiten, in dem sie die Seminarräume mit vorbereiten und reinigen könnte. Ich gebe ihr sogar Adressen. Sie bestätigt daraufhin, ja, das sei ihr wahrer Wunsch. Aber das reichte noch nicht als Aussicht. Ich oder besser gleich Gott sollte ihr eine feste Zusicherung geben, dann würde sie sich fürs Leben entscheiden. Ich erkläre ihr, dass keiner ihr eine solche Zusicherung geben könne und dass es trotzdem notwendig sei, sich zu entscheiden. Ich bitte sie, dies bis zur nächsten Sitzung zu tun, und gebe ihr außerdem die Aufgabe mit, sich in ihrem ungeliebten Heimatort Plätze zu suchen, an denen sie sich zentrieren kann. Außerdem soll sie wieder mit dem Yoga anfangen, im Netz nach Seminarhäusern surfen etc.

In der zweiten Sitzung stellt sich heraus, dass sie nichts von o. g. Aufgaben umgesetzt hat. Sie kommt wieder »vom Hölzchen zum Stöckchen«, bis wir weiterarbeiten können. Viel Trauer und Wut wird dabei spürbar. Wir arbeiten mit dieser Trauer und kommen in Kontakt mit ihrem verstorbenen Vater, zu dem sie ein sehr zwiespältiges Verhältnis hatte. In der Sitzung kann die Klientin dieses Verhältnis zum ersten Mal klären und weint Freudentränen.

Da sie, wenn auch zögerlich, von ihrem Entschluss spricht, weiterzuleben, gebe ich ihr ein entsprechendes Ritual mit, das sie einundzwanzig Tage lang durchführen und welches die Entscheidung für das Leben bekräftigen soll. Dieses Ritual soll sie allein zu Hause machen. Damit ist die Sitzung beendet.

Kurz vor unserem dritten Termin sagt sie mir ab. Sie begründet den Abbruch damit, dass sich ja nichts getan hätte, immer noch alles so furchtbar wäre und sie nachts nicht schlafen könne. Auf meinen Einwand, dass ihre Schlafstörungen noch gar kein Thema gewesen wären, reagiert sie nicht. Das »verordnete« Ritual hat sie nicht gemacht, das Honorar auch nicht überwiesen.

Eine verfahrene Situation: Das Resultat aus einer hohen, völlig unangemessenen Erwartungshaltung der Klientin ohne die Bereitschaft, die eigene Verantwortung in ihrem Leben zu übernehmen und selbst etwas verändern zu wollen. So kann Theta-Balance nicht funktionieren – ebenso wenig wie jede andere Methode.

Deshalb möchte ich nur noch mit Klienten arbeiten, die tatsächlich selbst eine nachhaltige Veränderung mit herbeiführen wollen und die bereit sind, in diese Veränderung zu investieren: Zeit, Kraft und Geld. Es muss an dieser Stelle einmal deutlich gesagt werden, dass man wie in seine Kleidung, ein neues Auto oder eine schöne Wohnung auch in sich selbst als Mensch investieren muss, in seine Heilung und Gesundheit, für das persönliche und spirituelle Wachstum. Wenn jemand nicht dazu bereit ist, die Verantwortung für sein Leben selbst zu übernehmen und mitzuhelfen, sein Leben in die für ihn richtigen Bahnen zu lenken, wird keine noch so engagierte und individuell ausgerichtete therapeutische Maßnahme Erfolg bringen.

Menschen, die bereit sind, die Verantwortung für ihr Leben zu übernehmen, werden immer ihren Therapeuten finden. Auch mit kleinem Geldbeutel lässt sich viel erreichen. Ein befreundeter Therapeut hat da eine, wie ich finde, ganz tolle Lösung gefunden: Er hält immer zwei Therapieplätze für Menschen mit geringem Einkommen frei, die er zu Sonderkonditionen behandelt.

Ich bin gern für meine Klienten da, in besonderen Krisensituationen auch am Wochenende oder abends. Ich gebe alles, was mir zur Verfügung steht, ohne mich selbst dabei zu verlieren oder zu vergessen. Dieses Engagement wünsche ich mir auch von meinen Klienten!

Damit meine ich nicht, dass es jemandem nicht schlechtgehen darf, wenn er nicht mehr kann oder nicht mehr weiterweiß, wenn er am Ende ist, wenn er verzweifelt. Das alles ist in Ordnung und Teil meiner Arbeit. Aber es ist eben ein Unterschied, ob ich sage, ich bin am Ende, mein Leben hat keinen Sinn mehr, aber ich lasse mir helfen, ich bin bereit, den dafür notwendigen Weg und vielleicht auch schmerzhaften Veränderungsprozess zu gehen. Ja, ich will! Oder ob jemand zu mir sagt: »Mir geht es schlecht, aber mach du mal als Therapeut, ich will eigentlich gar nichts ändern und weiter in meinem Leid verweilen.«

Der Therapeut kann immer nur den Ball ins Rollen bringen. Lenken, auffangen und neu anstoßen muss der Klient.

Wie läuft eine Theta-Sitzung ab?

Bevor sich ein neuer Klient für eine Zusammenarbeit mit mir entscheidet, gibt es meist vorher, am Telefon oder in der Praxis, ein kostenloses Informationsgespräch, in dem wir beide miteinander abklären, ob wir zusammenpassen. Der Klient erfährt Details zu meiner Arbeit, den angebotenen Methoden und den Rahmenbedingungen wie Terminmöglichkeiten und Zahlungsmodalitäten. Ich höre mir in Kurzform sein Anliegen / die Problematik an und entscheide, ob ich ihm mit meiner Arbeit helfen kann. Sind wir beide der Meinung, dass es passt, wird ein Termin in der Praxis oder am Telefon ausgemacht. Mit Theta-Balance kann ich am Telefon die gleichen Ergebnisse erzielen wie in der persönlichen Arbeit in der Praxis.

In der ersten Sitzung werden die Ziele des Klienten definiert: Was ist der Istzustand, welche Probleme sind da? Und was ist der Sollzustand, was will der Klient mit mir zusammen erreichen, was soll sich verändern?

Danach entscheide ich, ob Theta-Balance die Methode der Wahl ist, und begebe mich, wie am Ende des Buchs beschrieben, in den Theta-Zustand. Der Klient kann sich dafür ganz entspannt hinsetzen. Mit geschlossenen Augen frage ich zuerst ab, wie viele Sitzungen in etwa notwendig sein werden, so dass der Klient weiß, was auf ihn zukommt. Jedes Mal, wenn ich etwas sehe, höre oder fühle, teile ich dies dem Klienten mit.

Jede Intervention bespreche ich mit ihm, so dass er jederzeit weiß, was los ist, und sich sicher fühlen und gegebenenfalls auch »nein« sagen kann, wenn er etwas nicht möchte.

Jedes Mal, wenn ich die Augen öffne, um dem Klienten zu erzählen, was ich gerade gesehen oder gemacht habe, wechsele ich vom Theta-Zustand in den Beta-Zustand (siehe Kapitel 2). Schließe ich die Augen, um weiterzuarbeiten, gehe ich wieder in Theta. Das erfordert von mir eine hohe Konzentration und Präsenz.

Mit allen erhaltenen Informationen gehe ich sehr vorsichtig und sorgsam um. Ich bin mir der großen Verantwortung bewusst, die ich während dieses Prozesses trage. Entsprechend achtsam frage ich meinen Klienten, inwieweit zu meinen Informationen, z. B. zu Ursachenpunkten aus der Kindheit, eine Resonanz besteht und er diese Informationen bestätigen kann. Wenn ich die Ursachenpunkte sehe, entscheide ich noch einmal, ob Theta-Balance das geeignete Mittel ist oder ob wir mit einer anderen Technik weiterarbeiten sollten.

Ist Theta-Balance geeignet, wähle ich mit Einverständnis des Klienten die passenden Befehle/Techniken aus, um Veränderung zu bewirken und den Heilungsprozess in Gang zu setzen. Wie das im Detail aussieht, dazu in späteren Kapiteln mehr.

Ob und wie Klienten meine Interventionen wahrnehmen, ist ganz unterschiedlich und hat für das Endergebnis, das positive Sitzungsresultat, keine Bedeutung. Es gibt Klienten, die die energetische Arbeit während der Behandlung ganz massiv auch körperlich spüren, und es gibt welche, die zunächst einmal gar nichts bemerken. Beides ist in Ordnung. Bei mir selbst ist es so, dass ich, wenn ich mit mir selbst arbeite, auch die energetischen Veränderungen spüre. Wenn ich von anderen Theta-Sitzungen bekomme, bemerke ich manchmal etwas, manchmal auch nicht. Was Klienten aber in jedem Fall bemerken, ist die Veränderung ihres Lebens, ihrer Situation, ihrer Wahrnehmung nach den Sitzungen.

Neigt sich die Sitzung dem Ende zu, harmonisiere ich meinen Klienten mit den gemachten Veränderungen und begebe mich wieder auf den Rückweg aus dem Theta-Zustand in die reale Ebene des Bewusstseins. Ich reinige mich innerlich und beende die energetische Verbindung zum Klienten. Es ist sehr wichtig, diese Verbindung sorgsam wieder zu trennen, da ich sonst auch nach der Sitzung mit dem Klienten verbunden sein kann. Dazu noch eine kurze Geschichte:

Vor kurzem gab ich einer Bekannten eine Sitzung, die sehr gut lief und in der sie aufgrund ihrer sensitiven Wahrnehmung sehr viel selbst spürte und wahrnahm. Aus Unachtsamkeit vollzog ich den sogenannten Energy Break, die energetische Trennung, nicht wie vorgeschrieben mit der entsprechenden Handbewegung, sondern visualisierte die Trennung nur. Danach besuchte ich das Badezimmer. Als ich zurückkehrte, sagte sie zu mir: »Kann es sein, dass du mich gerade mitgenommen hast?« Sie hatte ganz richtig gespürt, dass ich die Energietrennung nicht sauber vollzogen hatte. Das war natürlich etwas peinlich, aber auch ein witziges und gutes Lehrstück für mich …

Am Ende der Sitzung gebe ich dem Klienten häufig kleine »Hausaufgaben« mit. Es kann sein, dass etwas aufgeschrieben, ein Ritual, eine Visualisierung oder eine bestimmte Übung gemacht werden soll. Ziel ist hier, wie gesagt, den

Klienten so eigenständig wie möglich an der Realisierung des Sitzungsziels mitarbeiten zu lassen. Jeder Klient soll mittelfristig selbst in der Lage sein, mit schwierigen Lebenssituationen umzugehen und sich selbst wieder ins Gleichgewicht zu bringen. Wichtig ist mir dabei immer, dass der Klient auf seine »innere Stimme«, seine eigene innere Weisheit hört, über die wir alle verfügen. Fragt mich mein Klient, wann denn der nächste Termin stattfinden soll, sage ich oft, er möge in sich selbst hineinspüren, was für ihn stimmig ist. Auch wenn es für manche Menschen ungewohnt ist, ihr eigenes Leben zu lenken, klappt das meistens ganz gut. In anderen Fällen muss ich manchmal führen; das ist auch abhängig von der Phase, in der sich der therapeutische Prozess gerade befindet.

Selten, aber manchmal kommt es vor, dass nach einer Sitzung verstärkt Emotionen nach oben drängen. Für solche Fälle wissen meine Klienten, dass sie mich jederzeit anrufen können und dass ich dann einen Notfalltermin anbiete. Das ist mir sehr wichtig. Schließlich arbeite ich auf einer sehr tiefen Ebene mit dem Menschen, da muss ich sicherstellen können, dass ich für ihn da sein kann, wenn zwischen zwei Terminen etwas aufbricht.

Theta-Balance und Bewusstseinsarbeit

In den Fallbeispielen ist deutlich geworden, dass ich im Theta-Zustand hellsichtig bin und mit dieser Wahrnehmung arbeite. Im Verlauf der Therapie arbeite ich nicht ausschließlich mit Theta-Balance, sondern auch mit anderen Techniken. Ich habe diese Techniken unter dem Begriff Bewusstseinsarbeit zusammengefasst, weil sie dem Klienten eine neue, bewusstere Entscheidungsgrundlage eröffnen.

Sicher werden Sie sich als Leser wundern, warum ich es nicht bei der Methode von Theta-Balance allein belasse. Ganz einfach weil Theta-Balance zwar eine ganz wunderbare und effiziente Methode ist, weil sie aber meiner Meinung nach allein zur Heilung und Ganzwerdung nicht ausreicht. Vielmehr muss sie meines Erachtens zwingend durch andere Techniken und Wege ergänzt werden.

Ich arbeite also sowohl mit Theta-Balance als auch mit Methoden aus der Psychotherapie, insbesondere aus der von meinem Lehrer und Psychotherapeuten Christian Meyer entwickelten tiefenpsychologisch fundierten und existenziell orientierten Psychotherapie. Letztere lässt sich gut als Bewusstseinsarbeit definieren: »Ich bin mir meiner selbst und der Welt bewusst, ich kenne mich aus mit mir, mit meiner Persönlichkeit, mit meinen Strategien, warum ich bin, wie ich bin. Ich gehe meinen ganz individuellen Weg und bin mir der Wirkkräfte des Schicksals, Gottes, der menschlichen Natur bewusst. Mein Ziel ist es, mir immer klarer darüber zu werden, um mich zu transzendieren, um alte Verletzungen zu heilen, um vollständiger zu werden und im besten Fall aufzuwachen.«

Mit »Aufwachen« ist hier das gemeint, was auch als »Erleuchtung«, »Selbst-Verwirklichung« oder »Einswerden mit Gott« bezeichnet wird. Man könnte auch von einem permanenten Zustand von Liebe, Stille, Frieden, Leere und zum Teil auch Glückseligkeit sprechen. Viele meiner Klienten tragen eine ungeheure Sehnsucht danach in sich. Häufig können sie diese gar nicht genau benennen und glauben, dass sie diesen Zustand erst mit dem Tod erreichen können. Wenn ich ihnen mitteile, dass im Hier und Jetzt genau dieser Zustand erreicht werden kann, ist das Erstaunen groß. Es ist mir deshalb eine große Freude, die von meinem Lehrer und Mentor Christian Meyer entwickelten Schritte und Techniken an meine Klienten weiterzugeben. Gerade die von ihm entwickelte »Bewusstheitsübung« (siehe Kapitel 9) ist für mich ein unverzichtbares Werkzeug.

Wie dieser Weg in die Tiefe aussehen kann, beschreibe ich am Ende des Buches (Kapitel 8).

Zur Arbeit mit diesem Buch

Dieses Buch über Theta-Balance und Bewusstseinsarbeit beschreibt einen faszinierenden Weg, der jeden einzelnen Leser zu mehr Souveränität in seinem Leben und in seinem ureigenen Heilungsverlauf führen kann. Es geht vor allem darum, sich seiner selbst und seiner Fähigkeiten bewusst zu werden und diese sinnbringend in das eigene Leben zu integrieren.

Meine Klienten versuche ich so zu unterstützen, dass sie ihre Selbständigkeit und Eigenverantwortung entwickeln und irgendwann auf mich als Therapeutin / Heilerin nicht mehr angewiesen sind, sondern einen eigenen »Handwerkskoffer« mit Techniken und Übungen besitzen, die ihnen selbst in schwierigen Momenten des Lebens helfen und sie immer wieder in ihre eigene Mitte bringen.

Entsprechend ist auch dieses Buch angelegt. Ich beschreibe nur das, was ich selbst praktiziere und was nach meiner Beobachtung und meinem derzeitigen Wissensstand funktioniert, ohne falsche Heilsversprechen oder geheime »Zauberformeln«. Zudem bringe ich viele Fallbeispiele, ergänzt mit fundierten Erklärungen und Übungen, die jeder selbst zu Hause durchführen kann. So kann jeder Leser selbst entscheiden, was er gerne ausprobieren möchte und welche Übung ihn besonders anspricht.

Experimentieren ist dabei durchaus erlaubt. Ich wünsche Ihnen viel Freude dabei!

2
Theta-Balance – Grundlagen und Werkzeuge

In der Einleitung habe ich Theta-Balance definiert als »eine neu entwickelte, tiefgreifende, effektive und schnell wirksame mentale Methode, mit deren Hilfe die Ursachen psychischer Probleme und Störungen erfasst und aufgelöst werden können«. Der Name kommt daher, dass der Behandler bzw. die Behandlerin (meist benutze ich der Einfachheit halber die männliche Form, frau möge mir verzeihen) in den sogenannten Theta-Zustand eintritt. Dies ist ein Frequenzbereich des Gehirns, in dem wir unsere schöpferischen Fähigkeiten aktivieren und bewusst Veränderungen durchführen können.

Im Theta-Zustand verbindet sich der Behandler mit der höchsten Quelle, dem »Schöpfer von allem, was ist«: Gott. Und aus dem Theta-Zustand bzw. der Verbindung mit Gott finden die hellsichtigen Readings (Lesungen) und die Heilungen statt.

Die Gehirnwellen

Da Theta-Wellen Gehirnwellen sind, hier eine kurze Darstellung des physiologischen und psychologischen Hintergrunds: Gehirnwellen sind elektrische Aktivitäten des Gehirns, vor allem der sogenannten Großhirnrinde. Man kann sie mit Hilfe von Elektroden messen, die an der Kopfhaut angebracht werden. Die Großhirnrinde ist die zwei bis fünf Millimeter dünne äußere Schicht des Großhirns, die über sehr viele Nervenzellen verfügt: die sogenannten Neuronen.

Unser Gehirn besteht aus schätzungsweise 100 Milliarden Nervenzellen bzw. Neuronen, die über 100 Billionen Synapsen bzw. »Verbindungsleitungen« miteinander vernetzt sind. Die Gesamtlänge aller Nervenbahnen des Gehirns eines Erwachsenen beträgt etwa 5,8 Millionen Kilometer, das 145-Fache des Erdumfangs!

Ununterbrochen finden elektrochemische Aktivitäten oder »Entladungen« der Nervenzellen in unserem Gehirn statt. Dabei entstehen sehr kleine elektromagnetische Felder, die mit einer bestimmten Frequenz schwingen. Diese Frequenz liegt zwischen knapp einer und etwa vierzig Schwingungen pro Sekunde, ausgedrückt in der Maßeinheit Hertz (abgekürzt Hz).

Was besagen jetzt solche Messungen unserer Gehirnströme und der Wellenmuster, die bei Messungen mit dem sogenannten EEG = Elektroenzephalogramm nachgewiesen werden können? Die Wellenmuster geben – unter anderem – eine recht gute Auskunft über unseren Bewusstseinszustand.

Die Wissenschaft unterscheidet zwischen fünf Arten von Gehirnwellen oder Frequenzmustern. Diese fünf Wellenmuster sind:

› **Beta**-Wellen mit ca. 14 bis 28 Hz
› **Alpha**-Wellen mit ca. 7 bis 14 Hz
› **Theta**-Wellen mit ca. 4 bis 7 Hz
› **Delta**-Wellen mit ca. 0 bis 4 Hz
› **Gamma**-Wellen – Frequenzbereich über 40 Hz

Diesen fünf Gehirnwellenmustern kann man fünf deutlich unterscheidbare Bewusstseinszustände zuordnen:

Der **Beta-Zustand** entspricht unserem normalen, hellwachen Alltagsbewusstsein. Logisches Denken ist gut möglich; die wache und aktive Aufmerksamkeit und Bewusstheit, auch Intelligenz und Konzentration lassen sich fördern und einsetzen. Eine echte mentale Programmierung, wie z. B. durch positive Affirmationen, um schädliche Gedankenstrukturen zu verändern, ist hier allerdings nicht nachhaltig wirksam. In der Beta-Frequenz sind wir auch, wenn wir Aggression, Frustration oder Stress erfahren. Fritz Perls, Mitbegründer der Gestalttherapie, bezeichnet den erhöhten Bereich im Beta-Zustand von 21–38 Hz als »permanente Alarmbereitschaft«.

Der **Alpha-Zustand** entspricht dem Entspannungszustand, wie wir ihn normalerweise bei der Meditation erreichen. Das heißt, wir sind wach, dabei jedoch sehr entspannt. Typisch für den Alpha-Zustand sind auch sogenannte »Tagträumereien«. Auf dieser Schwingungsebene wird die Verbindung zwischen Unterbewusstsein und Alltagsbewusstsein erzeugt; Alphawellen schlagen gewissermaßen eine Brücke zwischen zwei wichtigen Bewusstseinsschichten. Wenn man die Augen dabei offen hat, tritt für viele Menschen jedoch eine »Alpha-Blockade« ein, die verhindert, dass wir von einer zu großen Menge an Inhalten aus dem Unterbewusstsein »überflutet« werden. Im Alpha-Zustand fällt das Lernen deutlich leichter. Die Aufnahme neuer Lerninhalte ist müheloser und nachhaltiger möglich; mentale Programmierungen, z. B. durch Affirmationen, werden hier wirkungsvoller.

Der **Theta-Zustand** ist ein Zustand tiefstmöglicher Entspannung, wie wir ihn im Übergang zwischen Schlafen und Wachen erleben. Hypnotherapeuten arbeiten genau mit diesem Zustand. Im Theta-Zustand wirken generell Selbstheilungskräfte. Die Gehirnhälften werden miteinander synchronisiert, das heißt, das Zusammenspiel beider Gehirnhälften verbessert sich erheblich. Deshalb können wir die Potenziale beider Gehirnhälften optimal für uns und die Entwicklung und Umsetzung kreativer Ideen nutzen. Eine erhöhte Erinnerungs- und Lernfähigkeit ist möglich. Darüber hinaus können Schmerzen gelindert und die Endorphinausschüttung angeregt werden. Endorphine sind körpereigene Stoffe, die sogenannten »Glückshormone«. Sie regeln u. a. unser Schmerz- und Hungerempfinden und sind für das Entstehen von Euphorie verantwortlich.

Der **Delta-Zustand** entspricht dem traumlosen Tiefschlaf, in dem das Alltagsbewusstsein vollständig ausgeschaltet ist. Eine mentale Programmierung soll hier nur sehr schwer möglich sein. Angeblich lassen sich jedoch Migräne, Fibromyalgie und chronische Schmerzen auf dieser Ebene besser behandeln. Im Delta-Zustand kann der Mensch, so wird vermutet, Botschaften aus dem Unterbewusstsein und aus dem Unbewussten empfangen und so etwas wie einen »sechsten Sinn« nutzen.

Der **Gamma**-Zustand ist der Zustand, in dem wir lernen und Informationen verarbeiten; anspruchsvolle Tätigkeiten mit hohem Informationsfluss sind möglich. Hier scheint auch eine neuronale Reorganisation des Gehirns möglich zu sein. Wobei dies aus meiner Erfahrung auch im Theta-Zustand möglich ist.

Für eine Heilung oder Veränderung / Umprogrammierung (z. B. von neuronalen Verknüpfungen oder von Glaubenssätzen) sind bestimmte Bewusstseinszustände also tatsächlich besser geeignet als andere. Vor allem der Gamma- und der Theta-Zustand sind hier zu nennen.

Resonanz und Verschränkung

Eine wissenschaftliche Erklärung, warum Theta-Balance funktioniert, gibt es nicht. Man kann sich der Frage aber mit einem Modell aus der Quantenphysik annähern, die sich mit dem Verhalten und der gegenseitigen Wechselwirkung kleinster Teilchen befasst.

Zwei neuere Forschungsergebnisse im Hinblick auf Gehirnzellen sind:

- Gehirnzellen regenerieren sich auch bei Erwachsenen.
- Es scheint so etwas wie »verschränkte Gehirnzellen« zu geben.

Gehirnzellen scheinen sich ähnlich wie subatomare Teilchen in der Quantenphysik zu verhalten: räumlich voneinander entfernt und doch miteinander verschränkt. Das erklärt, wie das Gehirn unterschiedliche Sinnesreize zusammenführt und integriert.

Der Begriff der »Verschränkung« bedeutet in der Quantenphysik auch, dass Teilchen, die durch nichts Physikalisches miteinander verbunden sind – weder durch Raum noch durch Licht oder Kräfte, die von einem Teilchen zum anderen wirken oder die auf beide zugleich einwirken –, dennoch »etwas miteinander zu tun haben« können. Wenn Teilchen A etwas tut, dann verhält sich Teilchen B (wenn es mit A »verschränkt« ist) entsprechend: Es tut entweder dasselbe oder spiegelbildlich das Gegenteil – ohne kausale Verknüpfung.

Tatsächlich beschreibt »Verschränkung« einen Zusammenhang, der ganz ohne kausale Wirkungen auskommt! Ein Bild aus dem Alltag: Eine Mutter hat ein ungutes Gefühl über ihr Kind, das jedoch Tausende von Kilometern entfernt ist. Später hört sie, dass sich das Kind gerade zu diesem Zeitpunkt in einer gefährlichen Situation befand. Ein solches Beispiel von Telepathie kennen Sie sicher auch aus Ihrem eigenen Leben. Der Biologe Rupert Sheldrake hat darüber faszinierende Forschungsergebnisse vorgelegt, neben seiner bemerkenswerten Arbeit über morphogenetische Felder.

Aus der Sicht von Theta-Balance bedeutet die Verschränkung von Gehirnzellen, dass durch die Stimulierung von bestimmten Gruppen von Gehirnzellen durch Bilder, wie sie im Theta-Prozess auftauchen, bewusst gemacht und besprochen werden, andere Gruppen von Gehirnzellen, in denen Blockaden in Form von falschen oder überholten Glaubenssätzen gespeichert sind, umprogrammiert werden können.

Und noch mehr: Da Theta-Balance davon ausgeht, dass letztlich wir alle Teil einer einzigen göttlichen Quelle sind, dass wir alle sozusagen Strahlen einer einzigen Sonne sind, bewirkt die Veränderung eines Teilchens Veränderungen auch für alle anderen. Dies entspricht dem Gesetz der Resonanz, das sich im antiken »Wie oben, so unten – wie außen, so innen« ebenso ausgedrückt hat wie in der modernen Chaostheorie, dass »der Flügelschlag eines Schmetterlings in Hawaii einen Sturm in Europa auslösen kann«.

Wenn Gehirnzellen im eigenen Gehirn also miteinander verschränkt sind, obwohl sie nichts direkt und kausal miteinander zu tun haben, und sich gegenseitig »beeinflussen« können, warum sollte das nicht auch durch die Aktivität von Gehirnzellen im Gehirn eines anderen Menschen möglich sein, der sich im Theta-Zustand mit der Thematik des Klienten beschäftigt?

Die Macht von Worten und Gedanken

Die Readings und Heilungen im Theta-Zustand basieren auf der Macht klar formulierter, konzentrierter Gedanken und Anweisungen. Mit »Reading« sind hier die hellsichtigen, hellhörigen und hellfühligen »Lesungen« des Klienten gemeint. Als Therapeut »lese« ich quasi durch meine hellsichtige Wahrnehmung, wo seine Probleme und die damit verbundenen Ursachen liegen.

Die Arbeit mit Theta-Balance ist sehr machtvoll; deshalb muss der Anwender, wenn er sich im Theta-Zustand befindet, unbedingt darauf achten, was er denkt und was er im Theta-Zustand sagt. Denn alles, was wir sagen und denken, egal ob negativ oder positiv, wird im Theta-Zustand verstärkt und hat die Neigung, sich zu realisieren. Auch hier greift das Resonanzprinzip.

Ein Beispiel: Erlebe ich mein Leben primär im Mangel, denke ich also oft, ich hätte zu wenig Geld, mein Partner sei auch nicht der Richtige, mir fehle xyz, und fühle ich dazu noch ständig, dass mir etwas fehlt, dann ist die Wahrscheinlichkeit sehr hoch, dass sich in meinem realen Leben auch dieser Mangel einstellt – ich verstärke sozusagen mit meinen negativen Gedanken und den entsprechenden Gefühlen genau diesen Zustand.

Im Theta-Zustand potenziert sich diese Dynamik nun noch – eine Folge des starken Energieflusses, den wir für die Heilarbeit nutzen.

Aber Vorsicht, häufig wird in esoterischen Kreisen die Bedeutung von Gedanken und Gefühlen und der damit verbundenen Kreation der Welt auch überbewertet. Sicher ist es sinnvoll, selbst einmal darauf zu achten, ob ich auch das Schöne – eine Blume, Sonnenschein, ein leckeres Mittagessen, das Lächeln der Bäckersfrau – in meinem Leben sehe oder nur das Schlechte. Wenn mein Leben von Jammern bestimmt ist, erschaffe ich damit sicher ein Stück Jammer in meiner Welt. Aber auch hier gilt: Es gibt schwere Schicksale, und die gilt es anzuerkennen. Und wenn ich mein Leben als Zumutung begreife, dann muss in der Tiefe geschaut werden, warum das so ist. Da nützt es nichts, zu sagen: »Kind, denk doch mal positiv, ich gebe dir eine nette, kleine Affirmation mit, ›Alles wird gut‹, dann wird es schon.«

Ich übertreibe hier, aber die Ausrichtung auf das Positive im Leben kann nur ein weiterer, wenn auch wichtiger Baustein auf dem Heilungsweg sein, mehr nicht. Fundierte Veränderungen finden immer an der Basis statt.

Die spirituellen Sinne

Als spirituelle Sinne werden in der Theta-Balance Hellsichtigkeit, Hellfühligkeit, Hellhörigkeit und Prophetie bezeichnet. Jeder Mensch verfügt über diese Sinne, beim einen sind sie mehr, beim anderen weniger ausgeprägt oder ganz verschüttet. Von Natur aus hat jeder Mensch Zugang zu ihnen und kann sie trainieren, ähnlich wie beim Muskeltraining im Fitnessstudio.

Im Theta-Zustand sind wir prinzipiell hellsichtig, hellhörig und hellfühlig und können Ursachenforschung und Zukunftsschau betreiben. Auch hier ist es so, dass manch einer eher hört, fühlt oder sieht, je nach Veranlagung. Mir stehen alle genannten Sinne zur Verfügung; in dem einen Fall sehe ich zuerst ein Bild zur Problematik des Klienten, mal fühle ich sofort seine tief verborgene Traurigkeit, und manchmal höre ich seine Glaubenssätze. Das ist ganz unterschiedlich und individuell. Darüber hinaus erlebe ich oft ein »Hellriechen«, zumeist auch eher von erdgebundenen Seelen oder abgelagerten Energien, z. B. nach Prozessen in meinem Praxisraum, bei denen ich viel gelöst habe.

Ich sehe allerdings auch im Theta-Zustand nicht das, was ich sehen möchte, sondern das, was ich sehen darf und was mir quasi vom »Schöpfer von allem, was ist« gezeigt wird. Der innere Blick fällt immer auf das, was gerade »dran« ist. Deshalb ist es nicht verwunderlich, dass sich manchmal weitere Ursachenpunkte zu einer Problematik erst später zeigen.

Als Bild kann man sich das auch so vorstellen: Der Topfdeckel wird gelüftet, und ein klein wenig von dem, was da rumschmort, darf nach oben kommen und bearbeitet werden. Das ist auch höchst sinnvoll; man stelle sich vor, der ganze Deckel wird abgenommen, und der gesamte Inhalt quillt unkontrolliert aus dem Topf. Das wäre nicht mehr handhab- und bearbeitbar.

Man kann sich Heilung auch als »Zwiebelschalenmodell« vorstellen – Schicht für Schicht wird hier abgelöst. Nach und nach zeigen sich immer neue Schichten, die bearbeitet werden wollen – ich komme damit immer tiefer. Viele Themen, gerade wenn sich dahinter manifeste Traumata verbergen, tauchen über die Jahre immer wieder auf. Das bedeutet jedoch nicht, dass die Heilung/Therapie nicht funktioniert hätte, sondern dass sich das Thema noch einmal auf einer neuen Ebene zeigt und auch hier bearbeitet werden möchte.

Hellsichtigkeit

Hellsichtigkeit ist die Fähigkeit, Objekte oder Ereignisse zu sehen, die nicht durch das physische Auge sichtbar sind. Mit Hellsichtigkeit kann auch der Körper des Klienten abgescannt werden, das heißt, man kann hineinsehen, ihn Stück für Stück abtasten und gezielt Positionen oder Organe abfragen. Während dieser Hellsichtigkeit im Theta-Zustand können wir auch Bilder aus der Zukunft empfangen bzw. zu vergangenen Ereignissen abfragen.

Hellhörigkeit

Bei der Hellhörigkeit handelt es sich um die Fähigkeit, Stimmen und Geräusche zu hören, die nicht vom gewöhnlichen Hörsinn vernommen werden. Viele Menschen kennen Situationen in ihrem Leben, in denen eine sogenannte »innere Stimme« sie z. B. vor einem Ereignis gewarnt hat. Diese »Stimmen« nehmen wir häufig wie Gedanken wahr, etwas in uns gibt uns jedoch die Sicherheit, dass es nicht unsere Gedanken sind, sondern dass diese »innere Stimme« von woandersher kommt. Die innere Stimme zu hören und von anderen »Stimmen« wie den introjizierten Stimmen unserer Eltern oder einfachen Gedanken zu unterscheiden, ist eine Sache der Übung. So erkennt man »Elternstimmen« häufig daran, dass sie wie unser Vater oder unsere Mutter aus der Kindheit klingen und sagen: »Du sollst ..., du musst ..., warum machst du nicht ...«

Die innere Stimme hat immer mit unserer ureigensten Weisheit zu tun. Sie entspringt einer tieferen, göttlichen Quelle in uns. Der Zugang zu ihr lässt sich durch Meditation und andere spirituelle Übungen vertiefen. Unter Umständen kann die innere Stimme unser größter Schutz im Leben sein.

Hellfühligkeit

Hellfühligkeit ist die Fähigkeit zur Empathie. Es geht darum, die Gefühle anderer Menschen wahrzunehmen und selbst zu fühlen. Das Gleiche gilt für Schmerzen; so kann es sein, dass sich der Behandler bewusst wird, dass er auf einmal Knieschmerzen hat – und bei entsprechender Nachfrage gibt der Klient an, gerade solche Schmerzen zu verspüren. Durch die Hellfühligkeit können auch andere Energien, sowohl positiver als auch negativer Art, aufgespürt werden.

Ich persönlich bin auch außerhalb des Theta-Zustands hellfühlig; so fühle ich bei meiner Terminplanung instinktiv sofort, ob ein verabredeter Termin zustande kommen wird oder nicht. Ich kann das nicht immer sofort einordnen, spüre dann nur ein »mulmiges« Gefühl im Bauch und weiß oft nicht gleich, warum. Manchmal dauert es ein paar Tage, bis ich den Zusammenhang verstehe und meine Planung nochmals überprüfe; manchmal braucht es auch erst eine Absage, z. B. durch einen Geschäftspartner, bis ich den Zusammenhang im Nachhinein feststelle.

Positive Energien in meiner Umgebung gehen häufig mit

einem Gefühl von angenehmer Wärme einher, negative Energien oder erdgebundene Seelen erlebe ich immer als massive Kältephänomene.

Generell hellfühlig zu sein ist zwar für die therapeutische Arbeit von Vorteil, aber nicht immer einfach. So finde ich U-Bahn-Fahren eher anstrengend, da hier eine Menge von unterschiedlichsten Energien wahrzunehmen ist. Deshalb schütze ich mich oft vorher bzw. reinige mich bewusst nach einer solchen Fahrt. Mit Theta-Balance geht das sehr gut.

Prophetie

Prophetie oder auch Weissagung ist die Fähigkeit, durch göttliche Eingebung etwas vorauszusagen, beispielsweise bestimmte Lebensereignisse.

Ich setze diese Fähigkeit höchst ungern ein, da sich Ereignisse immer wieder auch durch unseren freien Willen verändern können. So kann man sich vorstellen, dass sich so manch einer auf Ereignisse festlegt, vor allem wenn man sie zeitlich fixiert hat. Häufig wird dann dem Heiler die »Schuld« gegeben, wenn das Ereignis nicht eintritt. Dabei wird aber der freie Wille und die Tatsache, dass in der geistigen Welt kein lineares Zeiterleben existiert, außer Acht gelassen.

Verantwortungslos finde ich insbesondere negative Vorhersagen, weil der Klient sich dann im Sinne einer sich selbst erfüllenden Prophezeiung unter Umständen ängstlich auf dieses Ereignis konzentriert. Wenn er es gar nicht mehr aus seinem Kopf entlassen kann, muss dieses Ereignis sich genau deshalb erfüllen, nicht weil es gestimmt hätte, sondern weil der Klient sich aufgrund seiner Negativkonzentration aus seiner Angst heraus auf dieses Ereignis konzentriert und es damit manifestiert. Er erlebt dann die Umwelt wie durch die Brille dieses vorhergesagten und erwarteten Ereignisses. Ein Beispiel dazu:

Eine Frau, die zwar nicht besonders glücklich in ihrer Beziehung lebt, aber auch die positiven Aspekte in ihrer Partnerschaft erkennen kann, kommt in die Beratung. Der Heiler sagt ihr die Scheidung innerhalb eines Jahres voraus. Von diesem Moment an wird die Frau alles, was ihr Mann unternimmt, in einem ganz anderen Licht sehen. Selbst harmlose Streitigkeiten werden in ihrem Kopf entsprechend eingeordnet: Ach ja, mein Heiler hat mir ja gesagt, in einem Jahr ist sowieso die Scheidung. Sie wird ihrem Mann von vornherein keine Chance mehr geben. Vielleicht hätte die Beziehung aber durch saubere familiensystemische Arbeit oder eine Paartherapie gerettet werden können.

Aus diesem Grund schaue ich nur ab und zu bei beruflichen Sachverhalten oder Ähnlichem in die Zukunft. Mein Augenmerk liegt aber, wie schon erwähnt, auf der Veränderung/Heilung psychischer und spiritueller Probleme und nicht in der Zukunftsschau. Wesentlich ist und bleibt dabei der freie Wille des Klienten.

Freier Wille, Beobachtung und Bezeugen

Mit der Theta-Balance werden dem Therapeuten äußerst wirksame Heilungswerkzeuge an die Hand gegeben. Was er damit macht und wie er sie nutzt, liegt in seiner Hand, das kann er als Theta-Heiler entscheiden. Das heißt, dass er mit der göttlich geführten Wahrnehmung die jeweiligen Komponenten so verwendet, wie sie aus seiner Erfahrung zusammenspielen. Es ist immer eine Kombination von Erfahrung und höherer Führung – zum Wohle des Klienten.

Genauso ist der Klient frei in seiner Entscheidung, das jeweilige Werkzeug anzunehmen oder nicht. Er muss über alles, was der Therapeut anwendet und sieht, informiert werden – es gibt in Theta keine einzige Intervention ohne Zustimmung des Klienten. Lehnt der Klient ein Werkzeug ab, weil er schlechte Erfahrungen damit gemacht hat (oder aus welchem Grund auch immer), dann muss dieser Wunsch vom Therapeuten respektiert und nach einer anderen Lösungsmöglichkeit geforscht werden.

Bei der Theta-Balance geht es essenziell darum, die Heilung, die beim Klienten passiert, zu beobachten und damit zu bezeugen. Ich sehe und bezeuge also, wie ein Seelenanteil des Klienten zurückintegriert wird. Oder ich nehme wahr, wie neue Glaubenssätze für den Klienten heruntergeladen werden, oder ich beobachte, wie ein Trauma aus den Zellen entfernt wird etc.

Befehle

Wenn ich im Verlauf einer Theta-Sitzung wissen will, was die Ursache für eine bestimmte Problematik beim Klienten ist, aber auch wenn ich die Heilarbeit selbst durchführe, arbeite ich mit sogenannten Befehlen.

Den Begriff »Befehl« darf man nicht falsch verstehen. Ich habe großen Respekt vor der Energie des »Schöpfers von allem, was ist«, mit der ich arbeite. Ich weiß, dass ich »Gott«

keine »Befehle« in einem quasi-militärischen Sinne zu geben habe. »Befehle« stehen in der Theta-Balance nur für klare, gezielte Anweisungen / Aufforderungen an die Schöpferenergie, in eine bestimmte Richtung zu arbeiten. Man darf und kann natürlich auch andere geeignete Begriffe verwenden.

Hier das Beispiel eines Befehls in Theta-Balance:

»Schöpfer von allem, was ist, ich befehle jetzt den Download von göttlicher Liebe und göttlicher Kraft in jede Zelle meines Körpers. Danke! Es ist getan. Es ist getan. Es ist getan.«

(Einen »Download« nennt man das Einspeisen bestimmter Eigenschaften und Qualitäten in das System des Klienten. Sie kommen in ihrer ursprünglichen Form aus der göttlichen Quelle und stehen dem System des Klienten fortan zur Verfügung. Im nächsten Kapitel wird dieses Verfahren näher erklärt.)

3 Theta-Balance und Lebenshilfe

Im Bereich der Lebenshilfe arbeite ich vor allem auf den folgenden fünf Feldern:

- Glaubenssätze erkennen und auflösen
- Download neuer Gefühle
- Den eigenen »Seelenruf« erkennen
- Manifestation
- Clearing von Menschen und Räumen

Glaubenssätze erkennen und auflösen

Glaubenssätze sind Überzeugungen über mich und die Welt, die sich primär in der Kindheit bilden. Ich unterscheide positive, unterstützende Glaubenssätze wie: »Egal was passiert, ich finde immer eine Lösung«, und negative, schwächende Glaubenssätze wie: »Ich kann mich anstrengen, wie ich will, es hat ja sowieso keinen Sinn.« Beide Glaubenssätze sind subjektiv, und doch ist klar, dass der Mensch, der den ersten Glaubenssatz verinnerlicht hat, anders durchs Leben geht als derjenige, der den zweiten Glaubenssatz in sich trägt. Bei Glaubenssatz 1 ist zu vermuten, dass das Umfeld, vermutlich die Eltern dieses Menschen, in seiner Kindheit sehr unterstützend und liebevoll waren. Bei Glaubenssatz 2 hat das Kind vermutlich immer wieder Situationen erlebt, in denen es sich vergeblich angestrengt hat und die Eltern, Lehrer etc. ihm nicht die ersehnte Liebe, Anerkennung, Aufmerksamkeit oder anderes gegeben haben.

Wir verfügen über viele unterschiedliche Glaubenssätze. Sie bilden unsere innere Landkarte der Welt und bestimmen, wie wir die Welt wahrnehmen. Dementsprechend kann diese Landkarte groß / geöffnet oder verkleinert / verengt sein.

Kein Mensch nimmt die Welt, sich selbst und andere so wahr, wie sie sind, sondern nur durch seine Glaubenssatzbrille und seine bisherigen Erfahrungen. Das heißt, keiner von uns kann für sich beanspruchen, dass er die Welt objektiv und realistisch sieht. So versteht schon jeder Mensch unter einem Wort wie »Auto« was anderes. Entsprechend meiner inneren Landkarte und Erfahrungen werde ich bei dem Wort Auto entweder an meine letzte Panne oder einen Oldtimer oder die letzte Urlaubsreise mit dem Auto denken. Ich kann mit dem Wort »Auto« nur das verbinden, was ich bisher in meinem Leben erfahren habe.

Glaubenssätze sind sehr resistent, sie halten sich oft ein Leben lang und verfestigen sich durch Wiederholung. Sie verändern sich von alleine nur selten, manchmal jedoch durch neue Erfahrungen des Betroffenen. Hierzu ein einfaches Beispiel:

Ein Kind wird von seinem Vater immer wieder als unsportlich bezeichnet, obwohl es im Sport einiges kann; so schwimmt es besser als alle anderen in der Klasse. Es hat aber vielleicht einige Bereiche im Sportunterricht, die ihm schwerer fallen. Es hört diesen Satz mit der entsprechenden Verachtung in der Stimme des Vaters sehr oft. Dementsprechend bildet sich in ihm der Glaubens-

satz: »Ich bin unsportlich.« Deshalb kann es seine eigenen Leistungen im Schwimmen nicht würdigen und geht mit diesem Glaubenssatz weiterhin durchs Leben. Im schlechtesten Fall wirkt dieser Satz noch bis ins Erwachsenenalter nach. Er kann sogar dazu führen, dass sich das Kind und der spätere Erwachsene wirklich unsportlich und tolpatschig verhält, obwohl er von der Veranlagung her schlank und sportlich sein könnte. Selbst wenn dieser Erwachsene dann Sport treibt, kann er das Gefühl haben, unsportlich zu sein, bzw. versucht es gar nicht erst, irgendwo in einer Sportgruppe mitzumachen. Im besten Falle macht er irgendwann in einem Fitnessstudio die Erfahrung: He, ich kann ja doch etwas, mein Körper fühlt sich toll an, ich sehe ja richtig gut aus! Wunderbar – dann konnte sich durch die neue Erfahrung der alte Glaubenssatz »wie von selbst« auflösen, und der Erwachsene erkennt: Das stimmt ja gar nicht, was mein Vater immer behauptet hat! Mir macht Sport Spaß, ich kann das!

Ich denke, obiges Beispiel ist sehr einfach, aber doch recht eindrücklich, um die Wirkweise von Glaubenssätzen zu verstehen. Nicht so einfach ist es hingegen, die eigenen Glaubenssätze zu erkennen und zu verändern – eine Möglichkeit zum Ausprobieren stelle ich im Übungsteil vor. Der Leser findet eine Basisübung auch in einer beigefügten Audio-Datei, mit der er selbständig in den Theta-Zustand gelangen und von dort aus mit den verschiedenen Übungen experimentieren kann.

In Bezug auf das Erfahren und Verändern von Glaubenssätzen ist Theta-Balance sicherlich einzigartig, denn im Theta-

Zustand erfahre ich mühelos hellsichtig die Glaubenssätze, die einen Klienten blockieren, und kann diese sofort auflösen. Ich lasse mir dann vom »Schöpfer von allem, was ist« die Glaubenssätze eingeben, die für diesen Klienten förderlich sind, und verankere diese quasi im Glaubenssystem des Klienten. Man spricht hier von sogenannten Downloads.

Mittlerweile arbeite ich weniger mit einzelnen Glaubenssätzen, weil sich im Laufe der Arbeit herauskristallisiert hat, dass wir über viele Glaubenssätze zu ein und demselben Thema (z. B. Selbstliebe) verfügen. Wichtig wäre es hier, den zugrundeliegenden Glaubenssatz, den sogenannten Schlüsselglaubenssatz zu finden. Wir nennen ihn auch »Kernüberzeugung«, und auch mit ihm lässt sich arbeiten.

Stellen Sie sich einen Baum vor. Die Zweige repräsentieren die Glaubenssätze und die Äste die Kernüberzeugungen dazu. Schneide ich sozusagen nur die Zweige ab, verändere ich also die Glaubenssätze, dann sind die »Äste«, die zugrundeliegenden Kernüberzeugungen, immer noch da und führen dazu, dass die alten, »gelöschten« Glaubenssätze wieder nachwachsen.

Deshalb frage ich in meiner Arbeit gleich den tiefsten Ursachenpunkt einer Problematik ab und arbeite damit. Denn verändere ich diesen Ursachenpunkt, dann verändern sich die Glaubenssätze sowie die gesamten dazugehörigen Themen automatisch, und ich muss mich mit den einzelnen Ausprägungen des gleichen Themas gar nicht mehr aufhalten. Hierzu ein Beispiel aus meiner Praxis:

Theresa kommt, wie die meisten meiner Klienten, auf Empfehlung zu mir. Sie ist Anfang fünfzig, hat eine erwachsene Tochter und ist in einem Büro fest angestellt.

Sie möchte keine langwierige Therapie, sondern sozusagen kurz und effizient an einer bestimmten Problematik arbeiten.

Im Theta-Zustand kann ich sofort abfragen, wie viele Sitzungen in etwa nötig sein werden, so dass der Klient weiß, welcher Zeitaufwand und welche finanzielle Investition auf ihn zukommen. Auf diese Weise gibt es hier später keine unangenehmen Überraschungen, der Klient weiß, was ihn erwartet, und hat die nötige Sicherheit und Entscheidungsfreiheit. Bei Theresa »sah« ich drei bis fünf Stunden. Insgesamt wurden es dann vier.

Erste Sitzung

Theresa benennt folgende Ziele:

1. Ich möchte ich selbst sein, ich möchte dazu stehen, wer ich bin.

2. Ich möchte einen neuen Partner finden, mich neu verlieben, ohne mich »unterbuttern« zu lassen.

In ihrer Kindheit war ihr Vater nicht präsent, damit hatte Theresa auch kein Rollenvorbild für einen späteren Partner. Die Mutter erlebte sie als sehr dominant. Die Eltern stritten sich vor den Kindern nie. Theresa war das älteste von drei Kindern und ist im Großen und Ganzen bei der Großmutter aufgewachsen. Großeltern und Eltern lebten gemeinsam in einem Haus. Die Mutter ging wieder arbeiten, als Theresa sechs Wochen alt war. Welch ein Schock für das Neugeborene. Was das für ein Baby und für die Bindung zur Mutter bedeuten muss! Theresa hatte hier noch Glück im Unglück – sie musste nicht in die Krippe, sondern konnte bei den Großeltern bleiben.

Dementsprechend hatte sie zu ihrer Oma ein sehr inniges Verhältnis. Das zum Opa war eher distanzierter. Theresa wuchs primär mit Erwachsenen auf, war nie in der Kita, was wiederum sicher ungünstig war: Sie fühlte sich dadurch oft alleine. Sie konnte also erst in der Schulzeit andere Kinder erleben und sich in der Freude und Auseinandersetzung mit ihnen wahrnehmen. Das war sehr spät für sie. Deshalb und aufgrund der fehlenden Bindung zur Mutter blieb immer eine große Unsicherheit über sich selbst und ihre »Richtigkeit«.

Theresa fühlte sich – und das wurde auch als Glaubenssatz im Theta-Zustand erkennbar – nicht geliebt. Ihre Mutter war sehr streng zu ihr, als große Tochter war sie immer schuld, wenn mit den kleineren Geschwistern etwas passierte. Möglicherweise war sie auch kein Wunschkind.

Es ist ganz wesentlich, die Kindheit des Klienten zu recherchieren, ob durch die Erzählung der Klientin wie bei Theresa oder dadurch, dass der Therapeut im Theta-Zustand darauf schaut. Selbst wenn die Klientin bestimmte wichtige Faktoren aus der Kindheit verdrängt oder »vergessen« hat, kann sie der Therapeut dennoch wahrnehmen, wenn sie relevant sind, spätestens im hellsichtigen Theta-Zustand. Unsere Kindheit, ob wir ein »Wunschkind« waren oder nicht, wie wir aufgewachsen sind, wie die Geburt war, ob wir viel Körperkontakt zur Mutter hatten etc. – all das prägt uns erheblich, wie man inzwischen weiß. Oft wiederholen wir diese Prägungen ein Leben lang und verstehen nicht, warum wir mit unserem Leben so unglücklich sind oder uns immer wieder die gleichen unangenehmen Sachen passieren. Dabei wiederholen wir ganz einfach unsere Kindheitsmuster so lange, bis sie erlöst sind.

Bei Theresa ging es auch ganz zentral um den Glaubenssatz »Ich bin nicht geliebt« und um das ungeliebte »innere Kind«. Deshalb holten wir dieses innere Kind auch zu ihr zurück, was sehr berührend für uns beide war, als Theresa tatsächlich das Gefühl hatte, ihr kleines Mädchen säße auf ihrem Schoß. Dieses kleine Mädchen war sehr traurig und wurde in diesem Fall erst einmal mit Theta-Balance »nachversorgt«. Zu Hause sollte sich Theresa weiter um die Kleine kümmern, schauen, was sie brauchte und welche Bedürfnisse sie hat.

Theresa wurden von mir außerdem etliche Glaubenssätze um das Thema »Ich bin richtig so, wie ich bin« als »Download« zur Verfügung gestellt, oder, wie man in der Theta-Methode sagt, »heruntergeladen«.

Als weiteres Thema zeigt sich, dass Theresas Mutter bei einem Verwandtschaftsbesuch im Westteil Deutschlands dort bleiben wollte. Sie entschied sich wegen der Kinder dagegen, da dies bedeutet hätte, ihre Kinder in der damaligen DDR zurückzulassen. Theresa hatte deswegen immer massive Schuldgefühle, weil sie indirekt wusste, dass ihre Mutter mit ihrem Leben nicht glücklich war. Wir konnten diesen Ursachenpunkt auf der Zeitlinie mit Theta-Balance komplett auflösen.

Zweite Sitzung

Laut Theresa ist die Dramatik aus dem Glaubensmuster »Ich bin nicht geliebt« gefühlsmäßig heraus. Sie kann ihre Kindheit und ihre Mutter jetzt mehr annehmen.

In der zweiten Sitzung wird im Theta-Zustand deutlich, dass das »Unglücklichsein« in der Familie von Theresa eine lange Tradition hat. Das heißt, bereits vor der Mutter gab es viele Frauengenerationen, denen es ähnlich erging. Um Theresa von den Auswirkungen dieser unguten »Tradition« zu befreien, ist eine Heilung der Ahnenreihe mit Theta-Balance notwendig.

Oft ist es so, dass ein Thema, ein Unglück über mehrere Generationen fortgetragen wird und uns ebenso »erwischt«, obwohl wir damit eigentlich gar nichts zu tun haben. Ich finde bei Theresa die Generation, wo dieses »Unglücklichsein« seinen Anfang nahm, und heile von dieser Generation aus die gesamte Ahnenreihe. Ich ziehe die befreite und geheilte Kraft der Ahnen bis in Theresas Herz, so dass sie von jetzt an auch in ihrem Leben diese heilsame Unterstützung zur Verfügung hat.

Wir brauchen unsere Ahnen als Verankerung und zur Erdung und als stärkenden Kraftquell in unserem Leben, aus dem wir immer schöpfen können und der gewissermaßen hinter uns steht.

Jetzt kann Theresa, was in der ersten Stunde noch nicht möglich war, auch das volle Leben von ihrer Mutter annehmen und ihr sogar verzeihen.

Dritte Sitzung

Theresa geht es gut, sie kommt jedoch mit einem untergründigen Gefühl von Unruhe und Aggression in die Sitzung. Sie war am Wochenende tanzen, mit einer Gruppe von Freunden, darunter war auch ein Mann. Dieser tanzte mit allen, nur nicht mit ihr. Das kränkte sie sehr. Jetzt fragt sie sich: Was habe ich da nur ausgestrahlt?

Ich bitte Theresa erst einmal, alle ihre Gefühle mit der »Bewusstheitsübung« (siehe Kapitel 9) vollständig wahrzunehmen und durchzufühlen und mir diese zu beschrei-

ben. Es fließen Tränen. Es wird sichtbar, dass sie sich vor Männern immer noch schützt und dies auch ausstrahlt. Das könnte auch der potenzielle Tänzer gespürt und darum entsprechend reagiert haben. Ihr inneres Programm lautet ganz klar: »Komm mir nicht zu nahe!« (Zur Erklärung: In ihrer Ehe wurde sie jahrelang von ihrem Mann betrogen.)

Ich löse die entsprechenden Ursachenpunkte mit Theta-Balance auf und verankere Glaubenssätze wie: »Ich weiß, welche Art von Mann mir guttut, und ziehe diesen an.« – »Ich kann ganz sicher unterscheiden, ob ein Mensch gut oder schlecht für mich ist.« – »Ich schütze mich in einer für mich angemessenen Art und Weise.« Und so fort.

Es ging also darum, dass Theresa, die keine wirklichen männlichen Rollenvorbilder als Kind hatte und dazu noch später einen Mann, der sie betrog, nun lernen musste, was Liebe ist. Dazu wird in Theta-Balance die Definition von Liebe des »Schöpfers von allem, was ist« heruntergeladen.

Was ist die Definition von Liebe? Können wir das als Menschen überhaupt wissen, mit unseren Programmen und Filtern oder Brillen, durch die wir in die Welt sehen, was Liebe wirklich bedeutet? Ich denke: »Nein.« Deshalb gibt es bei der Theta-Balance die Möglichkeit, göttliche Definitionen zum Beispiel von Werten wie Liebe, Treue, Freundschaft etc. herunterzuladen, sozusagen verzerrungsfrei und in ihrer Ursprungsform.

Theresa muss also neu lernen, wie eine Liebe aussieht, die ihr guttut, die angemessen ist, wie überhaupt ein solcher Mann sein könnte, der gut für sie ist, woran sie ihn erkennt, wie sie sich angemessen vor anderen Männern schützen kann, sich bei dem Richtigen aber eben öffnet und dergleichen mehr.

Ich erkläre ihr außerdem, dass sie mit ziemlicher Sicherheit den Mann anziehen wird, der ihrem eigenen inneren Entwicklungsstand entspricht, auch wenn das im ersten Moment nicht so aussieht und nicht so offensichtlich ist.

Eine allgemeine Bemerkung dazu: Jede Frau, die sich darüber beschwert, dass ihr Freund ihr kein klares »Ja« zur Beziehung gibt, sich nicht festlegen möchte, sollte immer in der Tiefe bei sich schauen, wie bindungsfähig sie selbst eigentlich ist. Erst wenn ich meine eigene Bindungsunfähigkeit heile, werde ich Bindung mit meinem Partner leben können bzw. einen bindungsfähigen Mann anziehen.

Ich erkläre Theresa, dass es wichtig sein wird, in der neuen Beziehung offen und klar anzusprechen, was sie bewegt, da Themen wie Eifersucht mit Sicherheit bei ihrem Hintergrund hochkommen werden. Anstatt diese Gefühle aber ihren Unfrieden im Verborgenen treiben zu lassen, sollten sie offen angesprochen werden. Der Partner spürt sie ja ohnehin, kann sie aber nicht deuten. Auch wenn das verletzbar macht und vielleicht peinlich ist: Gemeinsam über die eigenen Gefühle zu sprechen, vielleicht nach Lösungen zu suchen, bringt ein Paar immer einander näher und vertieft die Verbindung.

Als Hausaufgabe bekommt Theresa, sich alle Eigenschaften aufzuschreiben, die ein neuer Partner haben soll.

Vierte Sitzung

Theresa kommt strahlend in die Sitzung. Ihr geht es nach eigener Aussage blendend. Sie betont, dass sie sich alles nicht mehr so zu Herzen nimmt. Sie hat aufgeschrieben, wie ein neuer Mann sein sollte, welche Eigenschaften er haben sollte. Im Theta-Zustand gebe ich die Manifestation des gewünschten Partners ein. Mir wird gezeigt, dass vor dem »Richtigen« eventuell noch ein anderer Mann kommt und dass es durchaus noch bis 2012 dauern kann, bis der »Richtige« erscheint. Da lege ich mich jedoch nicht gerne fest, da wie bereits erwähnt Zeit relativ ist und wir durch unsere aktuellen Handlungen auch unsere Zukunft beeinflussen. Damit können sich zeitliche Abläufe verlangsamen oder beschleunigen oder ganz ausbleiben.

Theresa ist in jedem Fall sehr zuversichtlich und entspannt und will sich Zeit lassen. Sie ist sich noch immer etwas unsicher, ob sie dem neuen Mann trauen kann; daran arbeiten wir noch mal mit Theta-Balance.

Download neuer Gefühle

Mit Theta-Balance lassen sich Gefühle wie Liebe, Freude, Urvertrauen, Sicherheit, Schutz etc. für den Klienten herunterladen. Das ist insbesondere dann sinnvoll, wenn der Klient in seinem bisherigen Leben keine Erfahrung mit dem Gefühl z. B. von Urvertrauen gemacht hat. Das heißt, er weiß nicht, wie sich dieses Gefühl anfühlt. Deshalb lautet auch eine Reihe von Befehlen: »Ich weiß, wie es sich anfühlt, mich sicher und geborgen zu fühlen. Ich weiß, wie es sich anfühlt, geliebt zu sein. Ich weiß, wie es sich anfühlt, gehalten und getragen zu werden von göttlicher Liebe.« Hier kann mit Theta-Balance nachgearbeitet werden – der Klient lernt durch einen Download das entsprechende Gefühl überhaupt erst einmal kennen. Gerade die verletzten »Inneren Kinder« können so gut nachversorgt werden.

Mir geht es dabei nicht darum, Gefühle in gut oder schlecht aufzuteilen oder negative Gefühle gar zu eliminieren mit dem Ziel, sich immer gut zu fühlen. Ziel muss es sein, alles ohne jegliche Bewertung durchfühlen zu können. Wir werden im Leben immer wieder Situationen erfahren, in denen Angst und Trauer da sind – Gefühle, die wir oft nicht wollen. Wir müssen lernen, diese Gefühle fühlen zu können, ohne sie zu verdrängen. Dann darf sich etwas lösen, dann werde ich frei und still und muss nichts abspalten. Mein Körper muss keine verdrängten Gefühle speichern und womöglich mit psychosomatischen Krankheitsbildern reagieren.

Vielleicht ist es hier auch noch einmal wichtig, zwischen Gefühlen und Emotionen zu unterscheiden. Denn das, was häufig als überwältigend oder vernichtend erlebt wird und im Fühlen kaum aushaltbar ist, sind meist keine Gefühle, sondern Emotionen.

Gefühle …

… drücken aus, was im Moment passiert. Sie beziehen sich auf die Gegenwart.

… sind bewusst.

… werden als im Moment entstanden erlebt und ausgedrückt, so wie wir sie fühlen, lebendig, frisch, aktuell.

… überlassen dem Fühlenden die Verantwortung: »Ich fühle gerade …« – »Ich brauche jetzt …«

… lassen Nähe zu anderen Menschen entstehen.

… lassen uns lebendiger, kräftiger, leichter, freier werden, wenn wir ihnen Ausdruck geben können.

Emotionen …
… vergleichen mit Geschehnissen aus der Vergangenheit, meist der Kindheit. Sie entstehen völlig unbewusst.
… bleiben oftmals unausgedrückt, weil wir sie als überwältigend und nicht aushaltbar erleben. Verleihen wir ihnen Ausdruck, dann sind sie häufig zerstörerisch und brechen ungebremst hervor.
… richten sich an andere und beschuldigen diese: »Du bist schuld, dass …« – »Wegen dir …« – »Immer machst du …« usw.
… rufen körperliche Reaktionen wie Anspannung und Enge hervor. Wir ziehen uns zusammen, erleben Schwere, Hoffnungslosigkeit und Schmerz. Erschöpfung ist ebenfalls ein Zeichen, dass es sich um Emotionen handelt.
… führen dazu, dass wir uns von der Welt und den Menschen ausgeschlossen fühlen.

Schon in unserer Kindheit lernen wir, unsere Gefühle zu unterdrücken, weil sie unerwünscht und für die Erwachsenen lästig sind. So wird gerade einem weinenden Kind häufig seine Trauer abgesprochen, mit Sätzen wie: »Alles halb so schlimm« oder »Nun mach nicht so ein Theater«. Jeder kennt diese Sätze – die Reihe ließe sich beliebig fortsetzen. Das Kind lernt, dass seine Gefühle nicht richtig sind, und fängt an, diese zu verdrängen.

Werden Gefühle nicht ausgedrückt, sammeln sie sich allmählich an und werden zu Emotionen, die das Wohlergehen des Einzelnen massiv beeinträchtigen können. Gerne äußern sie sich über körperliche Symptome wie Engegefühle, ständige An- und Verspannungen im Körper, nicht einzuordnende Schmerzen etc. Emotionen werden im Körper abgespeichert. Sowohl Körperarbeit als auch die Bewusstheitsübung sind neben Theta-Balance hier das Mittel der Wahl, um diese abgespeicherten Emotionen aus dem Körper zu lösen, so dass wir wieder freier und lebendiger sein können.

Emotionen sind immer destruktiv, sie beeinträchtigen das Hier und Jetzt, das Heute, vor allem in Beziehungen. Dazu ein Beispiel:

> *Wenn eine Frau unangemessen eifersüchtig darauf reagiert, dass ihr Mann eine andere Frau grüßt, und voller Wut und Hass darauf reagiert, dann sind mit Sicherheit Emotionen im Spiel. Die meistens aus der Kindheit stammenden Emotionen beeinträchtigen die Wahrnehmung dieser Frau erheblich und werden mit explosiver Wucht nach außen getragen. Triggert das bei dem Mann ebenfalls alte Emotionen, dann ist der Beziehungskampf perfekt. Bleiben beide unbewusst in ihren Reaktionen verhaftet, dann ist das Ende der Beziehung nicht allzu fern. So bedauerlich es ist: Tatsächlich bringen derartige Verstrickungen Beziehungen zum Scheitern.*

Eine Lösung kann hier nur wachsende Bewusstheit und Reflexion sein. Wenn ich in einer Situation extrem heftig reagiere, sollte ich immer überprüfen, ob nicht Emotionen der Grund sind. Deshalb ist es auch so wichtig, Gefühle sofort mitzuteilen und auszudrücken, damit sie sich eben nicht als zerstörerische Emotionen abspeichern und dann ganz plötzlich zum Vorschein kommen. Also: fühlen, fühlen, fühlen und mitteilen, authentisch sein!

Nehme ich in meinem Bewusstwerdungsprozess wahr, dass in all meinen Reaktionen hauptsächlich Emotionen eine Rolle spielen, dann gilt es, sich diesen wieder anzunähern, entweder mittels der Bewusstheitsübung oder mit Hilfe von Körperarbeit. Häufig werden abgespeicherte Emotionen als so überwältigend erlebt, dass sie nur in einem geschützten therapeutischen Rahmen ausgedrückt werden können.

Dennoch kann es zunächst sinnvoll sein, überhaupt zu lernen, wie sich manches Gefühl anfühlt und nachversorgt werden kann, und dafür sind die »Downloads« sehr gut und wichtig. Im Alltag muss es dann darum gehen, sich in jedem Moment gewahr zu sein: »Was fühle ich jetzt?«, und dies klar benennen zu können.

Den eigenen »Seelenruf« erkennen

Mit Theta-Balance lässt sich erkennen, was unsere Seele möchte – in meiner Arbeit geht es hier hauptsächlich um Berufung und Beruf, aber auch Lebensort und Lebensart. Wir neigen dazu, unser Leben sehr kopfgesteuert und vernunftorientiert zu gestalten und zu leben. Wesentlich ist es jedoch, zu erkennen: Was ist meine Aufgabe in diesem Leben, mein tiefster Sinn? Was ist als Lebensaufgabe für mich vorgesehen?

Viele Menschen kommen völlig orientierungslos zu mir, mit dem Wunsch zu wissen, wo ihr Platz und ihre Aufgabe in diesem Leben sind. Mit Theta-Balance lässt sich das sehr einfach herausfinden. Ein Beispiel aus meiner Praxis:

Jana ist Mitte fünfzig und ledig. Sie hat keine Kinder und wohnt in Hamburg. Sie will eine einzige Stunde bei mir machen und wissen: Was ist mein Seelenruf? Sie kann sich beruflich nicht entscheiden, hat viele Möglichkeiten und Talente. So hat sie mit Ende vierzig noch einmal erfolgreich studiert. Jana will keine weiteren Vorabinformationen geben, um mich nicht zu beeinflussen. Ich weiß also nicht, welche beruflichen Ideen und Vorstellungen sie hat.

Ich gehe in den Theta-Zustand und bekomme ein Bild: Ich sehe sie an einer Tafel, wie eine Lehrerin, vor ihr Kinder, die sie unterrichtet – ganz klar im Ausland, in einem warmen oder heißen Land, möglicherweise in Afrika oder Lateinamerika. Etwas unsicher, da ich weiß, dass sie bisher keine Lehrerin war, beschreibe ich Jana das Bild. Sie stimmt sofort zu – eine ihrer Ideen war es, Deutsch als Fremdsprache zu unterrichten.

Die meisten meiner Klienten wissen insgeheim, was ihr Seelenruf ist, sie trauen diesem nur nicht. Viele haben Tränen in den Augen, wenn ich das benenne, was tief in ihrem Inneren schlummert und darauf wartet, ins Leben zu können.

Ich erkenne weiter, dass Jana Schwierigkeiten hat, sich auf eine einzige Sache zu konzentrieren; sie hat Angst, »festgenagelt« zu werden. Aufgrund einer tiefen inneren Todesangst braucht sie immer einen Fluchtweg – übrigens typisch als Traumareaktion. Sichtbar wird für mich der Missbrauch durch einen Mann. Sie bestätigt, dass dies so ist und in einer Therapiestunde, eine Woche vor unserem Termin, das erste Mal in Form von Bildern wieder in ihrem Bewusstsein aufgetaucht ist. Bis zu diesem Zeitpunkt war das Missbrauchserlebnis von ihrem Unterbewusstsein erfolgreich zurückgehalten worden.

Als Ergebnis besprechen wir, dass Jana mit ihrem Therapeuten dieses Thema aufarbeiten soll, denn zu mir kam sie ja nur für eine Stunde, um ihren »Seelenruf« zu erfahren. Erst danach kann sie ihre beruflichen Pläne umsetzen, ihrem »Seelenruf« folgen und sich damit auch festlegen, ohne dass sich dies noch bedrohlich für sie anfühlen würde.

Missbrauch ist in diesem Fall also der »Ursachenpunkt« gewesen für die Blockade, sich nicht entscheiden zu können, einem der Wege zu folgen.

Um ein erfolgreiches und sinnerfülltes Leben zu führen, ist es wesentlich, unseren »Seelenruf« herauszufinden. Jeder kann das selbst versuchen, beispielsweise durch innere Reisen oder Meditation. Manchmal ist es sinnvoll, sich eine Zeitlang zurückzuziehen, in ein Retreat zu gehen, z. B. in ein Kloster, um entsprechende Antworten zu erhalten. In einer Sinnkrise ist immer der Rückzug auf sich selbst das Mittel der Wahl. Manchmal zeigt uns auch das Leben ganz deutlich mit äußeren Zeichen oder Krankheiten, dass wir nicht auf dem richtigen Weg sind und unserem Seelenruf nicht folgen. Das, was die Seele möchte, entspricht häufig nicht unserem rationalen Denken. Hierzu ein weiteres Fallbeispiel

Katie ist Anfang vierzig. Sie hat einen elfjährigen Sohn und war vor ihrer Krebserkrankung selbständig im Kulturbetrieb tätig. Nun ist sie aus schulmedizinischer Sicht erst einmal genesen und möchte wieder arbeiten. Sie fragt sich, ob das wieder geht, ob sie den alten Job wieder machen kann. Sie fühlt sich völlig energielos und desorientiert.

Erste Sitzung

Katie und ich begegnen uns zum ersten Mal. Ihre Energielosigkeit ist sofort sichtbar. Sie leidet aufgrund der Entfernung der Lymphknoten noch unter starken körperlichen Einschränkungen. Katie hat einen ganz großen Rededrang. Sie erzählt gleich von ihrer traumatischen Kindheit und der sehr schwierigen Mutter-Tochter-Beziehung. Ihre Mutter hat sie seit zwanzig Jahren nicht gesehen. Seit der Erkrankung besteht Briefkontakt. Sie vermutet, dass sie aufgrund ihrer Kindheit krank geworden ist, und sagt, dass diese Kindheit ihr gesamtes Leben blockiert.

Während sie redet, spüre ich, wie groß die »Ladung« auf den genannten Themen ist. Es wird ganz deutlich, dass Katie den Schock, von einem Tag auf den anderen so massiv erkrankt zu sein (bzw. von einem Tag auf den anderen davon erfahren zu haben!), überhaupt noch nicht verarbeitet hat. Sie wirkt immer noch wie gelähmt. Mir ist sofort klar, dass hier viele Sitzungen nötig sein werden.

Katie möchte aber zunächst nur wissen, ob sie aktuell, so wie es ihr jetzt geht, wieder arbeiten kann, als Selbständige. Sie hat schon zwei entsprechende Projekte angenommen, obwohl sie fühlt, dass ihr das nicht guttut.

Ich gehe in den Theta-Zustand und nehme eine unglaublich große Angst bei Katie war. Diese Angst ist absolut existenziell und entspricht ihrem Schockerlebnis mit der Krankheit. Es ist ganz offensichtlich, dass damit erst noch eingehend gearbeitet werden sollte. Die angenommenen Projekte sind nicht gut für sie, vor 2012 sollte sie nicht wieder arbeiten. Ihre Seele möchte Rückzug und Besinnung, wie man sie in einer wohligen Höhle finden könnte. Als Zeitraum für eine Auszeit nehme ich mindestens zwei Monate wahr. Sie bejaht die Angst und die Sehnsucht nach Rückzug, sagt aber im gleichen Atemzug, dass dies mit ihrem verhaltensauffälligen Sohn nicht möglich ist.

Ich erkläre ihr, wie wesentlich es für ihren weiteren Heilungsverlauf ist, dem Wunsch ihrer Seele nach Rückzug zu folgen. Das kann eine Auszeit in einer psychosomatischen Klinik sein, in einem Kloster – was auch immer. Da Katie finanziell abgesichert ist, könnte sie das auch ohne weiteres realisieren. Für ihren Sohn schlage ich Familienhilfe über das Jugendamt vor bzw. eine kurzzeitige Unterbringung. Sie nimmt das aber leider nicht an: »Das kann ich meinem Sohn nicht antun.«

Ich kann Katie gut verstehen. Mir selbst erging es früher, in meinem eigenen Heilungsverlauf, nicht anders. Ich hatte weit über meine Grenzen hinaus und trotz meiner schweren Retraumatisierung alles für meine Kinder getan und damit meine eigene Heilung stark verzögert. Erst als es um Leben und Tod ging, konnte ich die extrem schmerzlichen Schritte tun, die für meine Heilung nötig waren.

Die Seele interessiert sich nicht dafür, ob wir Kinder haben oder nicht, ob der notwendige Weg kompatibel mit Kindern, Berufstätigkeit oder was auch immer ist. Diese Art der Logik gibt es vonseiten der Seele nicht. Gerade als Mütter – und gerade wenn wir selbst eine traumatische Kindheit hatten – wollen wir es besser machen als unsere Eltern, geradezu perfekt. Unseren Kindern soll niemals das widerfahren, was uns passiert ist. Dafür strengen wir uns besonders an. Und dann passiert ein Schicksalsschlag wie bei Katie oder bei mir, völlig unvorhergesehen. Bei mir, obwohl ich immer ganz erfolgsorientiert und hart an mir gearbeitet habe. Ich war der naiven Ansicht, das würde mich schützen. Die Wahrheit ist: Wir können unser Bestes tun, aber es schützt weder uns noch unsere Kinder. Unsere Kinder müssen Dinge tragen, die wir ihnen niemals zugemutet hätten. Denn wir haben das Leben nicht in der Hand, auch wenn wir immer so tun. Gerade Mütter können und wollen sich hier selbst gar nicht aus der Verantwortung entlassen, selbst wenn das ihrer eigenen Heilung und damit auch dem Wohl ihrer Kinder auf längere Sicht dienen würde. Väter ziehen sich da meiner Erfahrung nach immer noch leichter aus der Verantwortung und können deutlich besser für sich sorgen. Ich will das nicht verallgemeinern, aber das ist meine Beobachtung.

Katie geht weiter zu ihrer Psychotherapeutin. Sie versucht, einen Kompromiss zu finden, und nimmt sich eine Auszeit von drei Wochen. Die Selbständigkeit führt sie weiter. Ich hoffe für sie, dass ihrer Seele das reicht.

Meiner Erfahrung nach ist es so: Wenn wir unserem »Seelenruf« nicht folgen, werden wir krank, oder unser Leben fühlt sich extrem beschwerlich an. Wir kämpfen und kämpfen und kommen nicht voran. Das zeigt uns, dass wir vermutlich auf dem falschen Weg sind. Dann heißt es zunächst einmal: loslassen und nach innen gehen, sich in all das Drama, die Trauer, die Ohnmacht, den Frust fallen lassen und fühlen, fühlen, fühlen. Und sonst nichts tun.

Durch Theta-Balance den »Seelenruf« zu erfahren kann enorm unterstützend sein, wenn ich mich daranmache, meinen Weg wieder zu finden und zu gehen. Das heißt, hier bespreche ich auch alle notwendigen, oft ganz praktischen Einzelschritte, um ans Ziel zu kommen.

Bei einem neuen Projekt / einer neuen Idee sollte man sich immer fragen: Entspricht diese Idee meinem »Seelenruf«? So schickt mir ein Existenzgründungsberater immer wieder Klienten, bei denen abzuprüfen ist, inwieweit ihre Gründungsidee mit ihrem »Seelenruf« übereinstimmt. Ist dies der Fall: wunderbar! Dann kann derjenige loslegen, und es müssen maximal noch ein paar hinderliche Glaubenssätze und Blockaden gelöst werden, die den Erfolg boykottieren. Danach ist auch Manifestieren erlaubt. Wenn die Geschäftsidee nicht mit dem »Seelenruf« übereinstimmt, sollte man sie lassen: Es wird sich kein Erfolg einstellen. So erinnere ich mich an einen intelligenten Handwerksmeister, der immer neue Ideen hatte, zu noch mehr Geld zu kommen, auch weil er eine Familie zu ernähren hatte. Es war ganz deutlich, dass seine Projekte nicht seinem Seelenruf entsprachen. Er konnte und wollte nicht auf meine Empfehlung hören, wurde insolvent und musste sein Geschäft aufgeben. Aber wer weiß, vielleicht musste er genau diese Erfahrung machen, um den nächsten Wachstumsschritt tun zu können.

Manifestation

Mit Theta-Balance kann ich manifestieren – vom Job über Geld bis hin zum neuen Partner ist alles möglich. Aber das alles funktioniert nur innerhalb bestimmter Grenzen und nicht, wie alle möglichen Manifestations- und Wunschbücher, die es derzeit zuhauf auf dem Markt gibt, es suggerieren. Wir sind nämlich hier auf der Erde nicht bei »Wünsch dir was«, sondern wir leben ein Leben, das von Höhen und Tiefen geprägt ist: ein Leben, zu dem Freude und Schmerz gehören.

Manifestation ist unter folgenden Voraussetzungen möglich:

Zum einen muss das, was ich manifestieren möchte, meinem »Seelenruf« entsprechen und in meinem »göttlichen Plan« enthalten sein. Ich gehe davon aus, dass wir einen freien Willen haben, mit dem wir in unserem Leben Entscheidungen treffen können. Aber ein Teil unseres Weges ist auch vorherbestimmt: Es gibt einen »Plan« für uns. Der von mir sehr geschätzte Psychotherapeut Sylvester Walch spricht in seinem Buch *Vom Ego zum Selbst* davon, dass »dem Menschen Möglichkeiten mitgegeben werden, die sich realisieren oder vervollständigen möchten bzw. zur Realisation drängen«. Er spricht von einer universalen, inneren Weisheit, zu der wir mittels Meditation oder – wie bei mir – auch durch Theta-Balance Zugang haben. Diese universale Weisheit beinhaltet bereits alles, was an Möglichkeiten und Aufgaben für uns vorgesehen ist. So beschreibt Walch, dass er zehn Jahre, bevor sein Buch *Dimensionen der menschlichen Seele* erschien, bereits in einem tiefen Meditationszustand exakt den Umschlagentwurf für dieses Buch gesehen hatte, wohlgemerkt ohne jemals vorzuhaben, ein Buch zu schreiben. Genau diesen Umschlag entwarf ihm zehn Jahre später sein Verlag, ohne sein Zutun, für sein erstes Buch. Diese Geschichte hat mich sehr beeindruckt.

Auch in meinem Leben und bei meinen Klienten zeigt sich immer wieder, dass wir es nicht »machen« können. Dass wir nicht alles bestimmen können, sondern vielen Dingen einfach ausgesetzt sind, auch Prüfungen und Krisen, gerade auf dem spirituellen Weg. Wir können uns nicht vor Krankheiten oder dem Tod lieber Menschen schützen. So erfahren ich und viele andere Heiler immer wieder eine Herausforderung: ins Göttliche und ins Leben zu vertrauen, loszulassen, ohne zu wissen, was da kommt. Wir können nichts kontrollieren, auch nicht mit Manifestation oder Theta-Balance!

Zum Zweiten muss der Zeitfaktor stimmen – manchmal wollen wir manifestieren, das Manifestierte ist auch stimmig, aber die Zeit ist noch nicht reif dafür. Deshalb prüfe ich den Zeitfaktor im Theta-Zustand immer ab. Beispielsweise wünscht jemand sich sehnlichst einen Partner, der Zeitfaktor stimmt aber nicht, weil er aktuell als Lernaufgabe hat, sich selbst zu lieben, zu versorgen und mit sich alleine zu sein. Dann wird zunächst kein Partner kommen, trotz Manifestation, sondern erst dann, wenn die Zeit reif ist und derjenige seine Lektion gelernt hat.

Zum Dritten dürfen der Manifestation keine Blockaden oder negativen Glaubenssätze entgegenstehen, sonst schicke ich sozusagen Energie los, und diese Energie trifft auf Hindernisse und zersplittert und verpufft. Wenn ich mir beispielsweise für mein Geschäft Klienten manifestieren möchte, aber negative Glaubenssätze zum Thema Geld habe wie: »Geld ist schlecht« oder »Für Heilarbeit darf man kein Geld nehmen«, dann ist klar, dass entweder keine Klienten kommen oder nur welche, die nicht zahlen können.

Noch einmal: Nur wenn Ihre Manifestation Ihrem »Seelenruf« entspricht, der Zeitfaktor stimmt und alle negativen Blockaden ausgeräumt sind, kann Manifestation funktionieren.

Außerdem kann man nicht nur mit Theta-Balance manifestieren, sondern mit Ritualen oder ganz einfach mit Beten. Wir können und dürfen Gott, den Schöpfer, das Universum um das bitten, was wir brauchen. Meine Erfahrung ist: Beten funktioniert. Vielleicht nicht so, wie ich mir das in meinem kleinen Spatzenmenschengehirn vorstelle und wie es für mich als Mensch logisch wäre, sondern unter Umständen ganz anders. Aber Hilfe kommt, immer!

Clearing von Menschen und Räumen

Mit Theta-Balance lassen sich Fremdenergien und insbesondere erdgebundene Seelen aus Menschen und Räumen entfernen. Es gibt ganz unterschiedliche Fremdenergien; das können Gedankenformen, Gefühle und Emotionen anderer Menschen, aber auch andere Wesenheiten sein. Erdgebundene Seelen sind Seelen, die nach ihrem Tod nicht ins Licht / zu Gott, wie auch immer man diese Seinsebene benennen will, gehen, sondern hier auf der Erde bleiben. Zumeist geschieht das, weil noch etwas unerledigt ist oder weil sie in irgendeiner Weise hier noch verhaftet sind. So bleiben »Verstorbene« häufig, weil mit den Lebenden – Partnern, Kindern, Familie, etc. – noch Ungeklärtes oder Unausgesprochenes zu bereinigen ist. Es kommt auch vor, dass diese Menschen ihren eigenen Tod nicht realisieren, z. B. bei Unfällen oder einem gewaltsamen Tod. Auch dann sind sie noch auf der Erde und haben quasi den Weg hinüber nicht gefunden.

Dies lässt sich sehr gut mit Theta-Balance oder alternativ mit einer Familienaufstellung lösen. Das bedeutet für mich, ich finde zunächst heraus, welches Anliegen der Verstorbene hat. Was muss noch geklärt werden? Dann sorge ich dafür, dass er sanft ins Licht geführt wird, damit er seinen eigenen Weg weitergehen kann. Menschen, die ihren eigenen Tod nicht realisieren und die deswegen versuchen, sich über ihre Anwesenheit in einem Raum oder bei einem lebenden Menschen Aufmerksamkeit zu verschaffen, wird genau dieser Umstand sanft klargemacht. Es erfolgt eine Kommunikation mit den Toten, und ihnen wird auf ihrem Weg ins Licht entsprechend geholfen.

Dieses Prozedere ist so wichtig, weil Verstorbene, die noch bei uns verweilen, uns immer am Leben hindern. Wir werden blockiert auf unserem Weg, uns geht es nicht gut, oder wir fühlen einen Sog in den Tod, wollen selbst vielleicht sogar sterben. Deshalb ist dieses sogenannte Clearing so wichtig: damit wir als Lebende frei sind.

Eine weitere und weitaus schlimmere Form von erdgebundenen Seelen sind sogenannte »Besetzungen«. Hier nimmt eine häufig sehr gestörte und kranke Seele eines verstorbenen Menschen Besitz von einem lebenden Menschen, ohne dass dieser es zunächst merkt, es sei denn er ist sehr feinfühlig. Häufig geschieht das in Situationen, in denen der lebende Mensch irgendwie geschwächt ist; dies kann beispielsweise bei einer Operation im Krankenhaus geschehen. Das Problem bei Besetzungen ist, dass diese Symptome auslösen können, die psychiatrischen Krankheitsbildern wie Schizophrenie ähneln. Es ist davon auszugehen, dass ein Teil der Menschen, die heute als psychisch krank gelten, auch mit Besetzungen zu kämpfen hat. Viele gute Psychiater und Therapeuten wissen mittlerweile um diese Problematik.

Mit Theta-Balance lassen sich glücklicherweise auch Besetzungen lösen. Trotzdem ist es hier wichtig zu schauen, welches Resonanzfeld der Betroffene hat, so dass es überhaupt zu einer Besetzung kommen konnte.

Aus eigener Erfahrung kann ich sagen, dass gerade bei starken Ängsten, resultierend aus ungelösten Traumata, die sogenannte Aura des Klienten geschwächt ist. Dieses geschwächte Energiefeld kann Besetzungen geradezu anziehen.

Die Aura

Jeder Mensch sendet aus seinen Körperzellen elektromagnetische Schwingungen unterschiedlicher Frequenz aus. Diese Schwingungen bilden den feinstofflichen Energiekörper, die sogenannte Aura. Alle unsere Gedanken, Gefühle und Handlungen spiegeln sich in der Aura wider und verändern diese. Zusätzlich sind in unseren Zellen sämtliche Erlebnisse, inklusive Traumata, nochmals abgespeichert. Nun kann man sich vorstellen, was für Schwingungen die Zellen eines traumatisierten Menschen aussenden und welches Energiefeld sie bilden.

Über unsere feinstofflichen Körper werden ganz unterschiedliche Aussagen gemacht. In meiner Arbeit mit Theta-Balance ist es wichtig, um das Dasein der Aura zu wissen. In Theta-Balance wird jedoch nicht explizit nach den feinstofflichen Körpern geschaut, sondern quasi nur indirekt mit ihnen gearbeitet. Der Vollständigkeit halber möchte ich sie jedoch benennen und beziehe mich dabei auf die Darstellung von Beate Bunzel-Dürlich. Ansonsten sei hier auch auf Barbara Ann Brennans Buch *Licht-Arbeit* hingewiesen, in dem die Wirkungsweise der Energiekörper und Chakren sehr differenziert dargestellt wird.

Unser Energiefeld kann in diese feinstofflichen Körper untergliedert werden:

› **Ätherischer Körper:** Der Körper, der entsprechend des Zustandes des physischen Körpers dessen Strahlkraft zeigt. Er ist eine Art Schutzmantel des physischen Körpers und löst sich auf, wenn dieser stirbt. Hellsichtige Menschen, die meinen, die Aura zu sehen, nehmen meist den ätherischen Körper wahr.

- **Emotionaler Körper:** Der Körper, durch den wir Gefühle und Emotionen wahrnehmen und leben.
- **Astralkörper:** Unser »Traumkörper«, mit dem wir nachts aus unseren physischen Körper aussteigen können, um die astralen Welten zu bereisen.
- **Geistiger oder mentaler Körper:** In diesem feinstofflichen Körper wird alles abgespeichert, was wir denken und glauben.
- **Kausaler Körper:** Der kausale Körper soll unser Karma und damit zusammenhängende Erinnerungen, Erlebnisse und Ereignisse abspeichern.
- **Spiritueller Körper:** Beinhaltet alle unsere Erfahrungen auf der geistig-spirituellen Ebene.
- **Allumfassender göttlicher Körper:** Dies ist der Körper, der mit allen anderen feinstofflichen Körpern verbunden ist. Dieser Körper erlaubt den Zugang zu anderen Dimensionen und löst die Dualität auf.

Ein Energiefeld, in dem starke Ängste gespeichert sind, wird demnach nicht ausreichend Schutz vor Fremdenergien oder Besetzungen bieten und zieht Angstenergien eher an. Damit beginnt ein Teufelskreis; es kommt zu einer gegenseitigen Verstärkung.

Deshalb ist unser bester Schutz vor Fremdenergien achtsames Denken und Handeln und die Auflösung der eigenen Traumata, denn dann ist das Energiefeld so stabil, dass sich Fremdenergien schwerlich halten können. Schutz- und Reinigungstechniken, wie in diesem Buch beschrieben, können und sollen hier nur ein zusätzliches Hilfsmittel sein.

Zusammenfassend kann man sagen: Je heiler ich bin, desto geschützter bin ich. Und jeder spirituell und/oder psychotherapeutisch arbeitende Mensch sollte darauf achten, sich und seine Räume regelmäßig zu reinigen und vor allem seine Wahrnehmung in dieser Richtung zu sensibilisieren. Ganz besonders gilt das für Seminarleiter und -teilnehmer, denn gerade dort, wo sich viele kranke Menschen begegnen, ist es unglaublich wichtig, Reinigungsmethoden, Clearings und anderes mit in den Seminarablauf einzufügen.

4
Theta-Balance und Heilung

Heilung im engeren Sinne bezeichnet den Prozess der Wiederherstellung der körperlichen und psychischen Gesundheit. Dafür sollen in diesem Kapitel drei Beispiele genannt werden.

Arbeit mit körperlichen Symptomen und Beschwerden

Ich erkunde mit dem Klienten, inwieweit die körperlichen Beschwerden psychische Hintergründe haben, welche Verletzungen, Themen und Anliegen dahinterstehen. Über die Behandlung der psychischen Ursachenpunkte lösen sich oft auch die körperlichen Erkrankungen auf oder verbessern sich, quasi als Nebeneffekt.

Wozu unser Körper in der Lage ist, oder eher: wozu die Seele in der Lage ist, die sich über den Körper ausdrückt, das möchte ich an einem sehr schönen und eindrucksvollen Fallbeispiel darstellen:

Paula ist Anfang dreißig, Doktorandin und an ihrer Arbeitsstelle völlig unterfordert. Außerdem wird sie dort gemobbt. Sie tritt, wie sie sagt, in allen Lebenslagen auf der Stelle und kommt nicht voran. Sie fragt sich, was da los ist.

Erste Sitzung

Viele Themen, die hier auftauchen, sind schon bei den anderen Fallschilderungen benannt wurden. Deshalb lasse ich sie weg und schildere nur einen sehr interessanten Bereich von Psychosomatik.

Im Theta-Zustand erkenne ich, dass Paula zwingend ihren Job aufgeben sollte. Da ihr Arbeitsvertrag in einigen Monaten ausläuft, könnte sie sich für die Zwischenzeit krankschreiben lassen, da es ihr aufgrund des Mobbings wirklich nicht gut geht. Kündigen will sie auf keinen Fall, da sie befürchtet, dann keine finanzielle Versorgung mehr zu haben. Es ist klar, dass sie Zeit für sich braucht und sich erst einmal mehrere Monate von ihrer tiefen Erschöpfung erholen muss. Paula ist von meinem Vorschlag nicht sehr begeistert und möchte durchhalten, ihrem tief verankerten Muster entsprechend.

Es gibt noch eine zweite Sitzung, danach höre ich von Paula zunächst drei Monate nichts. Meine Vermutung: Die innere Arbeit und die entsprechenden Erkenntnisse sind ihr zu viel.

Eines Tages klingelt mein Telefon, ich höre eine »Micky-Mouse-Stimme«, die ich nicht zuordnen kann und kaum verstehe. Diese »Micky-Mouse-Stimme« stellt sich als Paula vor. Ich bin entsetzt und frage sie, was denn mit ihrer Stimme passiert sei. Sie erzählt mir, dass sie diesen Stimmverlust – zeitweise kann sie gar nicht reden – seit Wochen hat und deshalb krankgeschrieben ist. Sie fragt mich, ob sie wohl ganz dringend zu mir kommen könne. Natürlich kann sie …

Dritte Sitzung
Im Theta-Zustand wird sichtbar, was ich schon geahnt habe: Die Stimme ging weg, damit Paula endlich aufhört zu arbeiten. Das heißt, erst musste ein körperliches Symptom erscheinen, bevor sie sich die Erlaubnis geben konnte, mit der Arbeit aufzuhören. Da mir klar war, dass Paula als »alte Skeptikerin« diese Erfahrung selbst machen muss, lasse ich sie den Stimmverlust noch einmal systemisch aufstellen und selbst die Position einnehmen. Die Aussage ist ganz klar: Ihre Stimme kommt wieder, wenn sie ihr verspricht, definitiv nicht mehr zur Arbeit zu gehen. Paula erkennt, dass sie sich für sich und ihr Wohlergehen entscheiden muss. Danach besprechen wir Details wie Krankschreibung und wo und wie sie sich noch effektiver wieder regenerieren kann. Danach war die Stimme durchgängig wieder da, und wir konnten noch einige Sitzungen weiterarbeiten.

Rückholung von Seelenanteilen, Arbeit mit dem »Inneren Kind«

Mit Theta-Balance lassen sich sogenannte Seelenanteile zurückholen und integrieren. Seelenanteile können durch ein Trauma, den Tod eines geliebten Menschen, Krankheit und Ähnliches verlorengehen. Das heißt, bei sehr intensiven emotionalen Ereignissen »spaltet« sich offenbar ein Teil unserer Seele, der den Schmerz dieses Ereignisses trägt, ab und steht uns im Alltag nicht mehr zur Verfügung.

Vianna Stibal spricht sogar davon, dass diese Seelenanteile auch in vergangenen Leben verlorengegangen sein können.

Ich erlebe es vor allem so, dass Anteile von uns abgespalten werden, und zwar in diesem Leben, auch wenn ich die Haltung teile, dass wir eine Kette von diversen Leben durchlaufen und häufig Ursachenpunkte für Probleme in vergangenen Leben zu finden und mit Theta-Balance zu lösen sind. Wenn das, was dieser psychische Anteil erlebt hat, einfach zu schmerzhaft ist, spaltet er sich ab. Durch die Abspaltung steht dem Betroffenen deutlich weniger Lebensenergie zur Verfügung. Er ist nicht mehr »ganz« und heil. Ihm fehlt ein Teil bzw. Teile, um vollständig zu sein.

So hole ich oft die sogenannten Inneren Kinder als Seelenanteile bei meinen Klienten zurück.

Ein sehr ausführliches Beispiel aus der Praxis, das gleichzeitig erklärt, was »Innere Kinder« sind und wie man mit ihnen arbeitet, folgt hier:

Torsten ist Arzt im Praktikum, ein gutaussehender, etwa dreißigjähriger Mann. Er hat sich gerade von seiner Freundin getrennt, mit der er eine kleine Tochter hat. Er leidet unter diversen Krankheitsbildern:

› *Hashimoto, eine autoimmun verursachte Schilddrüsenentzündung mit diversen Krankheitsfolgeerscheinungen. Sie gilt als behandel-, aber nicht heilbar.*
› *Seit dem zweiten Lebensjahr, seit der Geburt des jüngeren Bruders, besteht eine Neurodermitis.*
› *Darüber hinaus bestehen mehrere Allergien und ein Tinnitus.*

Torsten hat schon diverse Behandlungen und Entgiftungen hinter sich, allerdings bisher ohne wirklichen Erfolg. Er leidet unter Ängsten, z. B. Prüfungsangst und Angst vor Autoritäten. Sein Selbstwertgefühl ist stark einge-

schränkt. Durch Theta-Balance erhofft er sich den bisher ausbleibenden Heilungserfolg. Ich weise ihn sofort bei unserer Kontaktaufnahme darauf hin, dass ich bei körperlichen Erkrankungen »nur« die psychosomatischen Hintergründe einer Krankheit abkläre und auflöse, das heißt, ich prüfe, inwieweit die körperliche Erkrankung psychische Hintergründe hat: Was will sie dem Betroffenen sagen, was drückt sie aus?

Psychosomatik besagt, dass unsere Seele nur noch die Möglichkeit hat, sich über Krankheitssymptome bemerkbar zu machen. Das kann leise anfangen: Mir geht es nicht gut, ich möchte da aber (aus welchen Gründen auch immer) nicht hinschauen und die dazugehörigen Gefühle nicht fühlen … und geht dann zu stärkeren Krankheitsbildern über, so wie in diesem Fall.

Wenn unsere Seele nicht zu Wort kommt und nicht gehört wird, klopft sie häufig erst einmal leise bei uns an, zum Beispiel in Form von immer häufigeren Erkältungen. Wir nehmen das aber weiterhin nicht als Ausdruck unserer Seele wahr, sondern sagen uns: »Ach, das ist eben ein erkältungsreicher Winter, anderen geht es auch so …« Wir unterdrücken den Selbstheilungsprozess mit Tabletten und gehen weiterhin zur Arbeit, ohne uns wenigstens einmal Zeit zu nehmen, um nachzufragen: Was will die Seele mir da mitteilen? Was macht nun die Seele? Sie muss sich etwas anderes einfallen lassen, um sich Gehör zu verschaffen, und ruft stärkere, andere Krankheitssymptome auf den Plan, zum Beispiel eine chronische Gastritis (Magenschleimhautentzündung).

Es lohnt sich also immer, bei Krankheiten auch zu schauen, ob und was unsere Seele uns mitteilen möchte. Liegt ein psychosomatischer Hintergrund vor, so kann die Erkrankung langfristig nur durch therapeutische Arbeit geheilt werden. Mit der Methode der Theta-Balance, aber auch mit anderen, psychotherapeutischen Methoden kann man sehr genau feststellen, was die Seele da zu sagen hat. Oftmals ist die Heilung auch mit einer notwendigen Lebensveränderung des Klienten verbunden.

Erste Sitzung

Nachdem Torsten mir sein Anliegen mitgeteilt hat und wir uns ausgetauscht haben, gehe ich in den Theta-Zustand. Es tauchen sofort erste Glaubenssätze auf: »Ich genüge nicht. Ich bin nicht richtig. Ich weiß nicht mehr, was ich machen soll. Ich muss alles alleine machen.« Theoretisch könnte ich diese Glaubenssätze mit Theta sofort entfernen und durch gesündere und angemessenere ersetzen. Das mache ich aber nicht, denn bei Glaubenssätzen ist es wichtig, den tiefsten Ursachenpunkt ihres Entstehens zu finden, sonst bauen sie sich wieder auf.

Ich forsche also nach. Torsten kam mit der Nabelschnur um den Hals auf die Welt. Die Mutter ging sehr früh wieder arbeiten, zu Hause gab es ein Kindermädchen. Mit Theta-Balance arbeite ich auf heilende Weise an diesen Ursachenpunkten. Ich »installiere« neue Glaubenssätze.

Dann greift die psychotherapeutische Arbeit: Torsten muss selbst seine Muster erkennen und verändern, auch auf der ganz praktischen Ebene. Er findet heraus, dass er immer sehr angepasst war, wenig Zugang zu seinen Gefühlen hatte bzw. diese unterdrückt hat. Seine Überlebensstrategie, die er sich als Kind zugelegt hat, war, Leistung zu zeigen. Damit versuchte er alles unter Kontrolle zu halten.

Jedes Kind bildet, wenn seine Lebensbedingungen nicht so ideal sind, bestimmte Strategien aus, um zu überleben oder doch noch Anerkennung und Aufmerksamkeit zu bekommen. So waren die bei Torsten schon im Kindesalter häufig auftretenden Erkrankungen auch ein Mittel, um Liebe und Fürsorge zu erhalten. Es ist essenziell, so etwas in der Therapie zu erkennen, denn auch als Erwachsener setzen wir solche Muster unbewusst oft wieder ein. Wir kennen dann keine adäquaten Wege, um zu der für jeden Menschen notwendigen Liebe und Zuwendung zu kommen, sondern wenden weiter unsere Kindheitsstrategien an. Man spricht hier auch vom sogenannten sekundären Krankheitsgewinn, bei dem man sich immer die Frage stellen kann: Welche positiven Dinge bringt mir meine Erkrankung?

Generell kann man sagen: Je länger eine Erkrankung dauert, umso größer ist die Wahrscheinlichkeit, dass der Klient unbewusst mit der Erkrankung auch positive Effekte für sich gewinnt. Erkenne ich das als Therapeut nicht, können sämtliche Therapie- und Heilungsversuche scheitern, da diese vom Klienten unbewusst boykottiert werden. Auf einer bestimmten Ebene will er dann gar keine Veränderung bzw. Heilung. Umso wichtiger ist es, dies im therapeutischen Kontext offenzulegen und zu schauen, wie der Klient diesen positiven Effekt, zum Beispiel Aufmerksamkeit, auf gesunde Art und Weise in seinem Leben erhalten kann.

Bei Torsten bedeutete das, sich zu fragen: Wie kann er jetzt als Erwachsener zu Liebe und Anerkennung kommen, zu zwischenmenschlicher Wärme. Wesentlich war hier auch, dass Torsten erkannte, dass er sich, dem kleinen, zweijährigen »Inneren Jungen«, zunächst einmal

Liebe und Zuwendung gibt. Um das zu erreichen, habe ich Torsten, u. a. durch Visualisierung, geholfen, überhaupt Kontakt zu seinem kleinen Jungen, dem sogenannten Inneren Kind aufzunehmen.

Das »Innere Kind«

Das »Innere Kind« ist ein gängiger Begriff in der Psychotherapie. Vor allem Erika J. Chopich und Margaret Paul haben mit ihrem Buch *Aussöhnung mit dem Inneren Kind* diese modellhafte Betrachtung innerer Erlebniswelten einem breiten Publikum zugänglich gemacht. Das »Innere Kind« steht als Synonym für die in der rechten Gehirnhälfte gespeicherten Gefühle wie Freude, Schmerz, Einsamkeit, Traurigkeit, Angst, Wut und so fort. Sprich: Das Modell des Inneren Kindes umfasst alle Bereiche von Sein, Fühlen und Erleben.

Demgegenüber ist in der linken Gehirnhälfte die Funktionalität des Denkens und Handelns beheimatet. Sie wird dem »Erwachsenen« zugeordnet. Deutlich wird hier, dass ganz bewusst eine psychotherapeutische Spaltung des »Ichs« vorgenommen wird, nämlich eben in den »Erwachsenen« und das »Innere Kind«. Hier nochmals zur Verdeutlichung eine Darstellung der Zuordnung im Gehirn.

Linke Gehirnhälfte	**Rechte Gehirnhälfte**
digital	analog
logisch	ganzheitlich
Zahlen	nonverbal
Linear	Musik
Reihenfolge	Bilder

Linke Gehirnhälfte	Rechte Gehirnhälfte
Details	Synthese
Rational	Muster, Formen
Analyse	Farben
Sprache	Assoziationen

Hier zeigt sich, dass man, wenn man mit dem »Inneren Kind« arbeiten will, nicht über Logik und Verstehen gehen kann, sondern das »Innere Kind« in der therapeutischen Arbeit über Bilder, Gefühle und Intuition ansprechen muss. Der »Erwachsene« (linke Gehirnhälfte) ist wiederum in der Lage, das Gehörte, also die Mitteilungen des »Inneren Kindes«, einzuordnen, aus der Distanz zu betrachten und aus der Erwachsenenposition das Kind zu trösten und jetzt endlich auch zu halten und für es zu sorgen, so dass es (und damit der Klient selbst) nachreifen kann.

Es, Ich und Über-Ich

Sigmund Freud führte als Begründer der Psychoanalyse 1923 die Begriffe »Ich«, »Über-Ich« und »Es« ein. Er erstellte damit ein Modell der Funktionsweise der Psyche (Psyche – Gesamtheit des Denkens und Fühlens).

- Das »Es« stellt den unbewussten und triebhaften Teil der Psyche dar, insbesondere aggressive und sexuelle Impulse.
- Als »Über-Ich« bezeichnet Freud die moralische Instanz, das Gewissen. Das »Über-Ich« kann als Gegenspieler für die Lusttriebe des »Es« betrachtet werden. Da es in der frühen Kindheit, bis zum sechsten Lebensjahr, ausgebildet wird, enthält es alle Normen und Wertvorstellungen

der Umgebung und Kultur, in der das Kind aufwächst, insbesondere jene der Eltern.

- Das »Ich« ist nach Freud der Vermittler zwischen den triebhaften Wünschen des »Es« und den Anforderungen und Verboten des »Über-Ichs«. Das »Ich« entspricht dem Selbstbewusstsein, dem ganzheitlichen Selbsterleben, dem Gefühl, eine Identität zu haben, unabhängig von äußeren Objekten. Es entsteht ebenfalls ab der frühesten Kindheit. Durch das »Ich« kann der Mensch kommunizieren, autonom handeln, sich abgrenzen, binden und wieder lösen.

Gesunde sogenannte Ich-Strukturen sind damit in der Lage, zu regulieren, zu differenzieren und zu integrieren, das heißt, ein solcher Mensch weiß, was er will und was dafür zu tun ist, er traut sich, gegen äußere Widerstände seinen eigenen Weg zu gehen und Niederlagen zu ertragen. Aus Enttäuschungen lernt er und zieht angemessene Rückschlüsse.

Der Ich-starke Mensch kann verzeihen und ist tolerant. Auf Beziehungen lässt er sich ein, Krankheiten und Schicksale kann er adäquat verarbeiten. Der Ich-schwache Mensch dagegen ist labil, unberechenbar und wird ohne festen Grund erlebt.

Die Stärkung bzw. Nachreifung der »Ich-Funktionen« ist also häufig ein wesentliches Ziel einer Therapie. Durch die gestärkten Ich-Funktionen ist der Mensch besser in der Lage, seinen Alltag mit allen Herausforderungen zu meistern und seinen eigenen Weg zu gehen. So ermöglichen erst intakte Ich-Funktionen dem Menschen, einen spirituellen Weg zu gehen.

In der Arbeit mit dem »Inneren Kind« gilt der von Milton Erickson begründete Satz: »Es ist nie zu spät für eine glückliche Kindheit.« Es wird angestrebt, sich jetzt in der Gegenwart selbst jene emotionale Zuwendung zu geben, die in der Kindheit gefehlt hat, und auf diese Weise eigene, verschüttete Ressourcen nutzbar zu machen. Man nennt das dann auch »Wiederbeelterung«.

Im Fall Torsten gilt es herauszufinden, was dieser kleine Junge braucht, wie es ihm geht. Was kann der erwachsene Torsten für den kleinen Torsten tun? Der jüngere Persönlichkeitsanteil wird sozusagen nachversorgt, zum Beispiel mit Liebe, Fürsorge, Schutz und so fort. Er kann Helfer – Menschen, Tiere oder Wesenheiten wie Engel – zur Seite gestellt bekommen.

Diese gesamte Nachversorgung könnte mit Theta-Balance gemacht werden, dem Kind würde heruntergeladen werden, was es braucht. Das mache ich jedoch meistens nicht, höchstens ergänzend, und zwar aus folgendem Grund: Wenn ich Kontakt zum Inneren Kind des Klienten aufnehme und es nachversorge, so tut das der Klient selbst nicht aktiv. Wo ist dann sein Kontakt zum Kind, wie kann er überhaupt nachvollziehen, wovon ich rede? Deshalb hole ich immer gerne das Innere Kind zurück, falls es nicht da bzw. abgespalten ist, und bitte dann den Klienten, sich sein Kind vorzustellen. Ich binde den Klienten aktiv in den Ganzwerdungsprozess mit ein. Den meisten gelingt das mühelos, sie können ihr Inneres Kind ganz genau beschreiben und wahrnehmen. Ich möchte dann wissen, wie es aussieht, was es macht, ob es alleine ist, welchen gefühlsmäßigen Ausdruck es hat und so weiter.

Dann frage ich den Klienten, und dazu kehren wir nochmals zum Fall Torsten zurück: »Was braucht dein Kind?«

Vor allem geht es dabei darum, dass der »Große«, der erwachsene Torsten, dem »Kleinen«, also dem Inneren Kind, sagt: »Von jetzt an bin ich immer für dich da, ich sorge für dich, ich habe dich lieb und ich schütze dich. Wenn du etwas brauchst, bekommst du es.«

So leistet also Torsten selbst die Arbeit und versorgt seinen kleinen Jungen. Sollte es dabei Schwierigkeiten geben, gebe ich allenfalls Anregungen. Das geschieht so lange, bis das Innere Kind in einem optimalen Zustand ist.

Sehr gut ist es auch, wenn der Klient dann die Aufgabe bekommt, sich ein oder zwei Mal am Tag dem Inneren Kind zuzuwenden, mit ihm zu kuscheln, zu fragen, was es braucht, und dem auch nachzugehen, soweit es möglich ist. Wichtig ist: Die »Inneren Kinder« haben häufig ganz andere Bedürfnisse als wir Erwachsenen. Sie wollen toben, schaukeln, Eis essen, vielleicht rummatschen, Tiere streicheln und so fort. Torstens kleiner Junge zum Beispiel wollte gerne durch die Ostsee planschen und toben. Diese Bedürfnisse sind unbedingt ernst zu nehmen und umzusetzen, sonst wird ein Teil der therapeutischen Arbeit wieder zunichtegemacht.

Natürlich geht es nicht darum, zeit seines Lebens in diesem intensiven Kontakt mit dem Inneren Kind zu bleiben, sondern nur vorübergehend, solange es nötig ist. Es spielt sich dann meistens von alleine ein, vielleicht einige oder mehrere Wochen, bis alles nachintegriert und versorgt ist. Vermutlich ist das Innere Kind inzwischen auch gewachsen. Ist das alles getan, ist der Klient definitiv vollständiger und »ganzer« und hat auf jeden Fall mehr Potenzial zur Verfügung.

Es lohnt sich, im Leben immer mal wieder Kontakt zum Inneren Kind aufzunehmen und zu schauen, was es braucht – gerade wenn man wieder einmal aus dem Gleichgewicht zu kippen droht.

Aber alles in Maßen. Es gibt Menschen, die es leider übertreiben, indem sie ihre Verantwortung als Erwachsener nicht übernehmen wollen, gerne mit der Begründung, das Innere Kind stehe dem entgegen. Sie entwickeln sozusagen einen Kult aus der Arbeit mit dem Inneren Kind, zum Beispiel in manchen Selbsthilfegruppen. So sind die Hinweise an dieser Stelle selbstverständlich nicht gemeint.

Zweite Sitzung

Torsten gelingt es recht gut, auch im Alltag weiterhin Kontakt zum Inneren Kind zu halten. Der schwierigste Teil seiner Alltagsarbeit wird jedoch weiterhin darin bestehen, nicht wieder in seinen alten Leistungsdruck zu verfallen, sondern der spielerischen, freudigen, ausprobierenden, das Leben genießenden Seite mehr Raum zu geben. Das wird ein immerwährender Prozess bleiben. Menschen wie Torsten neigen selbst in einer Therapie dazu, leistungsorientiert vorzugehen. Das ist zunächst für den Therapeuten und den Therapieverlauf sehr angenehm und positiv, kann aber leicht zu einer Falle werden – man kann sich auch mit einem Zuviel an Entspannungsübungen, Therapieprogramm und so fort unter Druck setzen. Hier ist weniger also mehr!

In der zweiten Sitzung geht es darum, mit dem Tinnitus von Torsten Kontakt aufzunehmen, um herauszufinden, was der psychosomatische Hintergrund der Erkrankung ist. Auch dies ist sowohl über Theta-Balance möglich als auch, indem ich Torsten bitte, zu seinem Tinnitus Kontakt aufzunehmen. Dies geschieht, indem ich ein inneres Bild zum Tinnitus herausarbeite und sogenannte Submodalitäten des Tinnitus erkunde, zum Beispiel welche Größe, Farbe, Temperatur, Bewegung,

Konsistenz etc. er hat. Das Ziel ist hier, Kontakt zum Unterbewusstsein des Klienten herzustellen, welches über Bilder, Farben, Gefühle funktioniert, und auf diese Weise das innere Wissen im Unterbewusstsein des Klienten abzufragen.

Auch hier entscheide ich von Fall zu Fall, ob ich als Therapeutin herausfinde, was die Krankheitsursache ist, oder ob ich es als stimmiger und besser erachte, dass der Klient dies selbst herausfindet. Oft erlebt er es dann als mehr zu sich gehörend und vertraut dem selbst Wahrgenommenen mehr. Bei Torsten stellt sich heraus, dass der Tinnitus eine Art Warnsignal ist: Es geht darum, ihn seinen eigenen Weg finden zu lassen.

Dritte Sitzung

Hier ist seine ehemalige Paarbeziehung zur Mutter seines Kindes das Thema. Als Glaubenssatz im Theta-Zustand stellt sich heraus: »Ich fühle mich schuldig.« Gleichzeitig spürt er, wie massiv seine Grenzen durch seine ehemalige Partnerin überschritten wurden, wie groß seine Schwierigkeiten sind, Grenzen zu setzen und »Nein« zu sagen. Er hat Probleme, seine Wut zu spüren bzw. adäquat mit ihr umzugehen.

Als Ursache stellt sich heraus, dass sich Torsten schon als Kind gegenüber seiner Mutter schuldig fühlte, weil sie durch ihn »ausgebremst« war – sie versuchte zu arbeiten, als Torsten ein Vierteljahr alt war. Daraufhin wurde der kleine Torsten auffällig und krank, die Mutter musste zu Hause bleiben.

Ein großer Wechsel folgte, als der kleine Bruder geboren wurde. Torsten war zu diesem Zeitpunkt zwei Jahre alt und bekam Neurodermitis. Es gibt ein Grundgefühl zur Mutter: »Da steht was zwischen uns.« So kann Torsten seine Mutter nicht umarmen.

Die Mutter selbst stand mit neun Geschwistern als Kind unter starkem Konkurrenzdruck und war in der Ehe mit Torstens Vater nicht glücklich. Im Alter von sechs Jahren war Torsten hin- und hergerissen, als sich seine Eltern trennten.

Gemeinsam stellen wir seine Familie auf, und ich bitte ihn, seinen Eltern all das zurückzugeben, was er irrtümlich für sie getragen hat. Außerdem kann er sich für das Gute bedanken, das er von ihnen bekommen hat, und das Leben von ihnen voll und ganz annehmen.

Wenn wir uns über unsere Eltern ärgern oder wenn sie uns in der Kindheit nicht gut behandelt haben, neigen wir dazu, zu ihnen auf Distanz zu gehen und das Leben, das sie uns geschenkt haben, nicht voll und ganz anzunehmen. Die Folge davon ist allerdings, dass wir immer wieder Schwierigkeiten haben und nicht richtig im Leben stehen. Egal, wie schlimm unsere Eltern auch waren: Es ist wichtig, das Leben von ihnen anzunehmen, sonst schaden wir uns selbst. Denn ohne sie wären wir gar nicht auf dieser Welt.

Vierte Sitzung

Seit der letzten Sitzung geht es mit der Ex-Partnerin besser. Etwas blockiert Torsten aber immer noch und hält ihn zurück, seinen Weg zu gehen. Er fragt sich, ob er seine Krisen selbst erschafft, um dann wieder hinauszuklettern. Es wird ganz klar, dass hier ein Sabotageprogramm am Werk ist. Das heißt, ein Teil von Torsten braucht die Krankheit und die Krisen und möchte keine positive Veränderung.

Als Programm stellt sich im Theta-Zustand heraus: »Woran soll ich mich festhalten, wenn ich gesund bin?« Torsten hat Angst, ohne seine Krankheiten den inneren Halt zu verlieren. Das Sabotageprogramm dient damit als Schutz vor existenzielleren Gefühlen. Ich bitte Torsten darum, die Gefühle mit Hilfe der »Bewusstheitsübung« (siehe Kapitel 10) erstmals ansatzweise zu spüren. Er fühlt Wut, Aggression und Unruhe.

Danach verändere ich das Sabotageprogramm mit Theta-Balance und ersetze es durch angemessene, gesündere Glaubenssätze. Darüber hinaus ist es jedoch unerlässlich, dass Torsten lernt, seine Gefühle vollständig zu erfahren. Er bekommt als Hausaufgabe die »Bewusstheitsübung« mit.

Fünfte Sitzung

Laut Torsten ist viel in Bewegung, es kommen viele Gefühle hoch. Die Neurodermitis ist schlimmer geworden, er hält es kaum aus. Er hasst sich selbst wegen seiner Haut. Er zweifelt an der Therapie und fühlt sich in seinem Körper gefangen. Wenn er symptomfrei wäre, so denkt er, wäre er ein anderer Mensch.

Im Theta-Zustand sehe ich: »Ich fühle mich nicht wohl in meiner Haut.« Die Ursache liegt u. a. im mangelnden Bonding, dem Gehaltenwerden, dem Hautkontakt in der Kindheit. Ich arbeite daran mit Theta-Balance und ermutige Torsten, soweit möglich, sich Situationen zu schaffen, in denen er dieses Gehaltenwerden, den Hautkontakt nachholen kann.

Leider ist das in unserer körperfeindlichen und berührungsarmen Kultur ohne eine direkte Liebesbeziehung nur schwer möglich. Es sei denn, man hat gute Freunde oder engagiert sich im Tantra-Bereich, geht zu therapeutischen Gruppen oder besucht Seminare. Natürlich muss der Klient das zunächst überhaupt zulassen können und dabei sanft mit sich selbst umgehen. Deshalb werden in fortschrittlichen Kliniken wie der »Adula« (einer psychosomatischen Klinik in Oberstdorf im Allgäu) im Rahmen der therapeutischen Gemeinschaft (so nennt man die Klinikpatienten) auch Berührungen und Umarmungen gerne gesehen. Wobei Sexualität und Erotik logischerweise strengstens verboten sind – darum geht es eben gerade nicht.

Mit Hilfe der Bewusstheitsübung fühlt Torsten Angst, Einsamkeit und Aggressionen.

Sechste Sitzung

Nach seinem Empfinden und seiner eigenen Aussage ist Torstens Neurodermitis deutlich besser geworden, und das ist ihm auch anzusehen. Es geht ihm immer besser. Selbst mit seiner Mutter hat sich der Umgang verändert; so bietet er ihr auf angemessene Art und Weise Paroli und hat erstmals Dinge angesprochen, die ihm nicht passen. Er möchte in dieser Sitzung an einem Erlebnis mit seinen Eltern arbeiten – dabei geht es auch um lautstarken Streit bis hin zu Handgreiflichkeiten, etwas, was ihn immer noch stark belastet. Mit Theta-Balance gehe ich mit ihm an den Ursachenpunkt und verändere diesen. Gleichzeitig helfe ich Torsten mit Körperarbeit, seinen Gefühlen in der damaligen Situation nachzuspüren.

Nach der zweiten oder dritten Sitzung teilte mir Torsten übrigens mit, dass sein Hashimoto nicht mehr nachweisbar wäre – eigentlich ein »Wunder«. Da Torsten auch homöopathisch arbeitet, ist unklar, ob Theta-Balance oder Homöopathie dafür ausschlaggebend waren.

Siebte und achte Sitzung

In den letzten beiden Sitzungen möchte Torsten an seiner Prüfungsangst arbeiten, die so dramatisch ist, dass er trotz ausreichender Vorbereitung durch sein Examen gefallen ist. Ich wähle dafür bewusst die Phobie-Technik aus dem NLP, damit Torsten eigenständig mitarbeiten und die Veränderungen selbst erleben kann.

Die Phobie-Technik ist – kurz gesagt – eine Technik, die insbesondere für stark angstauslösende Situationen geeignet ist. Klient und Therapeut sitzen in einer Art imaginativem Kinosaal und lassen auf der Leinwand, mit etlichen Stuhlreihen dazwischen, einen imaginativen Film ablaufen. Dieser Film zeigt Szenen aus der Vergangenheit, Situationen, Handlungen, Personen. Es eröffnet sozusagen einen Raum, um Erinnerungen sichtbar darstellen zu können.

Im Fall Torsten zeigen sich Szenen aus seiner Vergangenheit, die noch heute dafür sorgen, dass er wahnsinnige Prüfungsangst hat. Da Torsten einen sehr guten Zugang zu seinem Unbewussten hat, zeigen sich Stück für Stück sämtliche Kindheitssituationen – von der vermasselten Klavieraufführung bis hin zur Schuleinführung. Er versorgt mit meiner Unterstützung sämtliche Situationen nach, ein durchaus anstrengender, aber sehr effektiver Prozess.

Immer wenn es Torsten besonders gut geht, er strahlt oder sehr entspannt ist, setze ich sofort einen sogenannten Anker. Das bedeutet, ich verankere immer wieder physisch auf der gleichen Körperstelle, in diesem Fall auf der Schulter, durch Berührung und suggestive Verstärkung der positiven Gefühle den Plus-Zustand, also den bestmöglichen Gefühlszustand von Torsten. Damit ist er zusätzlich gerüstet für schwierige Prüfungssituationen. Ein solcher Anker hält und kann durch Berührung bei Stress, zum Beispiel in der Prüfung, auch selbst aktiviert werden und damit für Entspannung sorgen.

Nachdem wir alles durchgegangen sind, mache ich einen sogenannten Future-Pace. Damit ist gemeint, dass ich auf der Leinwand mit Torsten in eine zukünftige Prüfungssituation gehe und abprüfe, ob er dann immer noch entspannt ist und Zugang zu seinem Wissen hat. Ist das nicht der Fall, müssen wir nacharbeiten.

Torsten hat mit dieser Sitzung seine therapeutische Arbeit sehr zufrieden beendet. Da er sehr engagiert ist, hat er bei mir gelernt, selbst in den Theta-Zustand zu gehen und ihn für sich zu nutzen. Etliche Wochen nach unserer letzten Sitzung berichtet mir Torsten freudestrahlend, er habe in Kürze ein Vorstellungsgespräch und gar keine Angst; er sei nur ganz normal etwas aufgeregt.

An diesem ausführlichem Fallbeispiel lässt sich sehr gut erkennen, wie umfangreich Theta-Balance arbeitet und wie gut Theta-Balance mit anderen Therapien kombinierbar ist. Die Arbeit mit dem Inneren Kind stellt dabei einen wichtigen Heilungsbaustein dar.

Traumabewältigung

Mit Theta-Balance erkenne ich hellsichtig die Traumata des Klienten, ohne dass ich davon vorher weiß. Ich »sehe«, was geschehen ist. Das bedeutet für mich eine hohe Verantwortung und erfordert viel Sensibilität, da bei traumatisierten Menschen die Erinnerungen häufig aus gutem Grund verschüttet sind, nämlich zum Schutz des Betroffenen. Häufig sind die Erinnerungen und die damit verbundenen Bilder und Gefühle so dramatisch, dass der traumatisierte Mensch diese nicht überleben und aushalten könnte. Daher ist dieser Schutz unseres Unterbewusstseins immer zu würdigen und zu achten. Oft gibt es bei den betroffenen Menschen nur Symptome, die nicht zuzuordnen sind.

Entsprechend sanft und vorsichtig frage ich bei meinen Klienten nach, inwieweit sie das Gesehene bestätigen können. Teilweise umschreibe ich das Thema auch nur, um sie nicht zu überfordern. Über starke Traumata zu reden hat aus meiner Erfahrung keinen Sinn, weil es die Betroffenen wieder in das vergangene Erleben hineineinziehen kann und das häufig für sie unerträglich ist.

Wenn es möglich ist, mit dem Trauma zu arbeiten, lässt es sich mit Theta-Balance auf der Zeitlinie und aus den Zellen entfernen. Deaktivierte Zellen können wieder aktiviert werden, neuronale Verknüpfungen im Gehirn verändern sich. Das ist eine ganz wunderbare Möglichkeit und führt zu erstaunlich großen Erfolgen.

Da ich mit dem Thema Trauma als selbst Betroffene und als Therapeutin besonders viel Erfahrung habe, folgt hier ein längerer Abschnitt zu diesem Thema

Retraumatisierung und Trauma

Anfang 2007 habe ich durch eine misslungene Familienaufstellung eine schwere Retraumatisierung erfahren. Das heißt, durch einen »Technikfehler« (stark vereinfacht ausgedrückt) wurde altes, im Unterbewusstsein gespeichertes Traumamaterial aus der Kindheit wieder aktiviert. Voraussetzung dafür ist natürlich, dass es in der Kindheit zu einem Trauma oder mehreren Traumatisierungen gekommen ist, was bei mir der Fall ist.

Laut Peter A. Levine, einem der bekanntesten Traumaexperten, lässt sich das Phänomen Trauma nicht wirklich konkret definieren. Er geht davon aus, dass ein Trauma durch Ereignisse verursacht wird, die für den betroffenen Menschen großen Stress erzeugen. Dieses Ereignis bewegt sich außerhalb normaler menschlicher Erfahrungen.
Solche stresserzeugenden Ereignisse können sein:

- Gewalterfahrungen
- Sexueller Missbrauch
- Kriegserlebnisse
- Schwere Unfälle und Unglücke wie beispielsweise Erdbeben, Tsunamis, Flutkatastrophen
- Der Tod eines geliebten Menschen

Wichtig ist dabei: Es müssen nicht immer, aus der Perspektive eines neutralen Beobachters betrachtet, die ganz schwerwiegenden Ereignisse sein, die traumatisieren. Schon ein Sturz vom Fahrrad kann unter entsprechenden Umständen traumatisierend wirken. So sagt Levine, dass selbst eine Aneinanderreihung scheinbar harmloser kleiner Missgeschicke bei einem Menschen eine langfristig schädigende Wirkung haben kann. Nach Levines Erfahrung entsteht eine Traumatisierung dadurch, dass unsere Fähigkeit, mit einer als bedrohlich wahrgenommenen Situation umzugehen, nicht funktioniert. Zusammenfassend kann man sagen, dass es bei einem Trauma um den Verlust der Verbindung zu uns selbst, unserem Körper, unserer Familie, anderen Menschen und zu der uns umgebenden Welt geht. Dabei kann dieser Verlust auch langsam, völlig unbemerkt vor sich gehen. Das bedeutet, ein Trauma kann Auswirkungen haben, die jahrelang nicht oder nur in abgemilderter Form in Erscheinung treten, wie es bei mir auch der Fall war.

Normalerweise organisiert sich die Psyche nach einem Trauma so, dass der Betroffene überlebensfähig ist. Das erfordert das Abspalten der Erinnerungen und aller damit verbundenen Gefühle ins Unbewusste. So kann ein traumatisiertes Kind, beispielsweise nach einem Missbrauch, mehr oder weniger funktionieren und hat »nur« Symptome wie Bettnässen, unbegründete Ängste, kann nicht mehr Einschlafen, leidet unter psychosomatischen Erkrankungen (das sind nur Beispiele; nicht jede Angst oder psychosomatische Erkrankung hat mit Traumata zu tun). Als Erwachsener hat dieser Mensch dann häufig keine Erinnerungen mehr an das Erlebte.

Folgende Symptome können im Erwachsenenalter auf einen früheren, möglicherweise nicht mehr erinnerten sexuellen Missbrauch hinweisen (die Liste ist bei weitem nicht vollständig):

› Essstörungen
› Angststörungen
› Depressionen
› Schlafstörungen
› Promiskuitives Verhalten
› Beziehungsstörungen

- Psychosomatische Erkrankungen
- Selbstverletzung
- Neigung zum Selbstmord

Bei einer Retraumatisierung werden nun die lange etablierten Abwehrmechanismen außer Kraft gesetzt, so dass es zu einer Überflutung mit altem Traumamaterial kommt. Der betroffene Mensch hat bei einer Retraumatisierung Gefühle, Bilder, Körperempfindungen und Wahrnehmungen, als ob er in diesem Moment direkt die alte Traumatisierung erneut durchleben würde. Er ist diesen Symptomen hilflos ausgeliefert und erkennt sich selbst, sein Erleben, seine Gefühle und seine Reaktionen nicht wieder. Bei einer Retraumatisierung geht ein Mensch wirklich »durch die Hölle«.

Traumatherapie

Es ist schwierig, nach einer Retraumatisierung wieder gesund zu werden. Menschen mit einer Retraumatisierung bleiben oft zeitlebens eingeschränkt, sind nicht mehr erwerbsfähig und so fort. Man sagt, dass das Gehirn nach einer Retraumatisierung mindestens zwei bis drei Jahre braucht, bis eine Rückintegration des Materials erfolgt. Die Heilung einer Retraumatisierung unterliegt völlig anderen Abläufen als ein normaler Heilungsprozess. So braucht sie viel mehr Zeit.

Aber inzwischen gibt es glücklicherweise etliche neue Methoden, mit deren Hilfe man auch solche tiefliegenden Problematiken erfolgreich bewältigen kann. Beispiele dafür sind die »Traumaheilung nach Somatic Experiencing« (SE), die von Peter A. Levine entwickelt wurde, das *EMDR/Eye Movement Desensitization Reprocessing* oder die *Psychodynamisch-*

Imaginative Traumatherapie, kurz PITT genannt, nach Luise Reddemann.

In jedem Fall geht es zunächst darum, den traumatisierten Menschen so zu stabilisieren und ihm wieder so viele Ressourcen zur Verfügung zu stellen, dass er in der Lage ist, sich mit dem an die Oberfläche drängenden Material auseinanderzusetzen und die aufkommenden Gefühle zu verkraften. Tatsächlich müssen für die meisten Menschen selbstverständliche und alltägliche Ich-Funktionen oft Stück für Stück wieder mühsam aufgebaut werden. Beispiele dafür sind: allein sein zu können, ohne Angstzustände zu leben, wieder einigermaßen normal schlafen zu können, nicht das Gefühl zu haben, von Gefühlen wie Angst oder Trauer überflutet zu werden etc. So lautet die Grundüberzeugung traumatisierter Menschen: »Ich halte meine Gefühle nicht aus. Ich überlebe diese Gefühle nicht.«

Herkömmliche, von den Krankenkassen finanzierte Therapieverfahren können bei Trauma nur bedingt greifen. Es ist also unumgänglich, mit einem der genannten alternativen Verfahren zu arbeiten, auch wenn das häufig bedeutet, die Therapiekosten selbst tragen zu müssen. Aus meiner eigenen Erfahrung kann ich nur sagen: Es lohnt sich!

Bei einer Retraumatisierung erlebt der Mensch ein oft völlig verändertes Denken und Fühlen. Er wird zum Beispiel so von Angstgefühlen überflutet, dass es kaum noch einen angstfreien Augenblick gibt. Offensichtlich werden durch solche länger anhaltenden Erfahrungen die neuronalen Verknüpfungen im Gehirn so verändert, dass – obwohl vielleicht inzwischen eine therapeutische Aufarbeitung des Geschehens begonnen wurde – ein angstfreies Denken kaum mehr möglich ist. Traumatisierte Menschen meiden angstauslösende Situationen, sogenannte Triggerpunkte (Angstauslöser). Das kann eine bestimmte Farbe sein, ein gewisser Geruch und ist individuell völlig unterschiedlich. Dieser Mensch gerät dann leicht in einen akuten Angstzustand hinein, ohne zu wissen, warum. Denn es ist gar nicht leicht, sofort diese Triggerpunkte zu erkennen.

Traumatherapie und Theta-Balance

Was hat das alles nun mit Theta-Balance zu tun?

Bei meiner persönlichen Heilungsreise nach der Retraumatisierung kam ich irgendwann an einen Punkt, an dem es nicht mehr weiterging. Ich wusste, dass meine Traumaheilung schon recht weit fortgeschritten war, trotzdem hielt sich die hartnäckige, fast zwanghafte »Angst vor der Angst«, also Angst vor Angstzuständen und dem Umgang damit und das zwanghafte Denken daran. Mir war klar, dass es hier sehr stark darum ging, eingefahrene neuronale Verbindungen im Gehirn zu verändern, eben um nicht quasi vollautomatisch immer in die gleichen »Denkspuren« zu laufen. Da ich diesen Mechanismus genau beobachten konnte, aber nicht wusste, was ich dagegen tun sollte, hatte ich große Sorge.

Hier kam nun in Form des Hinweises durch einen Freund ThetaHealing® ins Spiel, als meine letzte Hoffnung. Dementsprechend buchte ich alle drei damals in Deutschland verfügbaren ThetaHealing®-Kurse bei Esther Kochte, nämlich ThetaHealing® Basis DNA-Kurs, den Advanced-Kurs und den Manifestations-Kurs, autorisiert von der Begründerin von ThetaHealing®, Vianna Stibal.

Damit hielt ich zum ersten Mal ein Werkzeug in der Hand, mit dem ich eigenständig an meinen neuronalen Verknüpfungen arbeiten konnte. Dadurch gelang es mir, diese so zu verändern, dass ich nicht mehr ins zwanghafte Denken und die alten, überholten neuronalen Spuren geriet. Das bedeutete für mich letzten Endes die Heilung.

Dazu ein weiteres Fallbeispiel:

Marlies ist siebzehn Jahre jung und Schülerin. Ich kenne sie als sehr intelligentes, aufgewecktes Mädchen, das ganz offen und neugierig durch die Welt geht. Als sie auf ihren eigenen Wunsch hin und auf Wunsch ihrer Mutter zu mir kommt, erkenne ich sie kaum wieder: Vor mir steht ein Mensch mit großer, großer Angst, der mir kaum in die Augen schauen kann und Mühe hat, mir und meinen Ausführungen zu folgen. Ein Gespräch ist nur ganz abgehackt möglich, da Marlies irgendwie nicht richtig da zu sein scheint und in ihrer völlig eigenen Welt lebt. Sie reagiert verlangsamt, das ist auch in ihrer Körpersprache ganz deutlich sichtbar.

Sie bestätigt mir, was mir schon die Mutter unter großer Sorge anvertraut hat: Marlies leidet unter Zwangsgedanken, die sie völlig im Griff haben und die sie nicht mehr kontrollieren kann.

Zwangsgedanken sind automatisierte Gedanken, die nicht vorbeiziehen, sondern bleiben, die Angst machen und denen der Betroffene vollkommen ausgeliefert ist. Er kann nicht mehr aus der nötigen Distanz heraus sagen: »Ach, das ist ja nur ein Gedanke, ich messe ihm keine Bedeutung bei«, sondern er fühlt sich durch diesen Gedanken bedroht, als ob dieser über ihn bestimmen würde. Er kann dann an nichts anderes mehr denken und kommt unter Umständen nur durch Ablenkung, beispielsweise in der Begegnung mit Menschen, kurzzeitig davon los.

Zwangsgedanken haben unterdrückte Gefühle als Ursachenpunkte. Diese können nicht gefühlt werden, weil sie zu bedrohlich sind und deshalb verdrängt wurden. Solche Gefühle haben fast immer ihren Ursprung in bestimmten traumatischen Kindheitssituationen. Zwangsgedanken gelten als sehr schwer therapierbar. Ihre Heilung kann nur in mehreren Stufen erfolgen: Es gilt herauszufinden, welches Gefühl unter dem Zwangsgedanken steckt, und gleichzeitig zu schauen, welche Kindheitsverletzungen damit zusammenhängen. Der Betroffene muss dann sein Denken völlig umstellen und verändern.

Er muss wegkommen von dem Gedanken: »O Gott, wieder ein Zwangsgedanke, das halte ich nicht aus, ich habe Angst!«, und hingehen zu: »Aha, wieder ein Zwangsgedanke. Da ich jetzt weiß, dass ein Gefühl darunterliegt, muss ich keine Angst mehr vor diesem Gedanken haben, sondern erforsche jetzt, welches Gefühl das wohl sein könnte.« Das heißt, der Fokus geht von der Angst weg hin zu einer neugierigen, beobachtenden Haltung. Das ist am Anfang natürlich sehr anstrengend, aber einen anderen Weg gibt es meines Erachtens nicht.

Wenn Angst bei Marlies auftauchen wollte, kamen die Zwangsgedanken als eine Art Schutzmechanismus. Diesen Mechanismus konnte sie später sehr genau erkennen und benennen. Ich musste sie immer wieder daran erinnern, ihr Denken umzustrukturieren.

Wichtig ist also als Erstes, die Angst vor den Zwangsgedanken herauszunehmen. Als nächster Schritt steht dann an, das darunterliegende Gefühl vollständig zu fühlen, beispielsweise mit Hilfe der Bewusstheitsübung (Kapitel 9).

Bei der Arbeit mit Marlies stellte sich nun aber das Problem, dass sie durch die Zwangsgedanken, wie beschrieben, auf der Beziehungsebene kaum in Kontakt zu mir gehen konnte, da sie völlig in ihrer eigenen Welt gefangen war. Mein großer Vorteil war, dass sie mich kannte und wusste, dass sie mir und meiner Arbeit vertrauen konnte. Ohne diesen Umstand hätte ich keine Chance gehabt.

Voraussetzung für das Gelingen war zunächst, sie für die Arbeit mit mir in einen »arbeits- und aufnahmefähigen« Zustand zu versetzen. Ich weiß um meine Verantwortung in solch einer kritischen Situation. Ich wusste nicht, ob ich das schaffe, für mich stand ganz klar die Entscheidung im Raum, ob ich sie in die Kinder- und Jugendpsychiatrie einweisen lasse, denn mit ihrem Verharren in der eigenen, kranken Welt wurde sie zu einer Gefährdung für sich selbst. Die Mutter war selbst – trotz ihres riesigen Engagements – mit ihren Kräften schon völlig am Ende.

Ich beschloss, es mit Theta-Balance zu versuchen, und tatsächlich kam Marlies innerhalb dieser einen Stunde in die Welt zurück. Sie war wieder ansprechbar und nahm Blickkontakt auf. Für mich war dieses rasche Zwischenergebnis mit Theta-Balance ein großes Wunder, das mit meinem gesunden, manchmal überkritischen Realitätssinn kaum zu vereinbaren war.

Jetzt konnte ich mit Marlies weiterarbeiten, sowohl mit Theta-Balance als auch mit Familienaufstellun-

gen, weitergehenden psychotherapeutischen Methoden, der Bewusstheitsübung und anderem. Ich unterstützte sie aufgrund der Schwere der Symptomatik darin, vorübergehend mit der Schule zu pausieren und sich ganz auf ihre Heilung zu konzentrieren. Für die Schule würde sie nach der Genesung, als ehemals gute Schülerin, ohnehin wieder ausreichend Kraft und Aufmerksamkeit haben. Mit Theta-Balance schauten wir genau, was ihre Seele wollte – welches Umfeld, welche spätere berufliche Richtung sich zeigte. Entsprechend der Schwere der Erkrankung brauchten wir dafür etliche Sitzungen, die dann aber in immer größeren Abständen stattfanden. Es gab vieles aufzuarbeiten, da diverse traumatische Ursachenpunkte da waren. Bei Marlies ließ sich das nicht auf einen Ursachenpunkt begrenzen. Alle miteinander verwobenen Ursachen hier zu benennen würde den Rahmen dieses Fallbeispiels sprengen. Auch bei Marlies funktionierte ihre Heilung über das bereits erwähnte »Zwiebelschalenmodell«.

Heute geht es Marlies wieder gut. Sie hat gelernt, sich abzugrenzen, »flügge« zu werden und ihren Weg zu gehen. Demnächst wird sie ihren Schulabschluss nachholen und in eine Wohngemeinschaft ziehen. Das schönste Kompliment von ihr war, als sie mir zu ihrem achtzehnten Geburtstag ihren ersten Freund vorstellte und leise in mein Ohr flüsterte: »Das habe ich dir zu verdanken.« Das sind Momente, die mich sehr anrühren.

Dieses Fallbeispiel zeigt, wie erstaunlich streckenweise die Wirkung von Theta-Balance ist. Mit Theta-Balance lässt sich ein Trauma tatsächlich aus den Zellen entfernen. Neuronale Verknüpfungen können neu strukturiert werden. Damit ist ein großer Schritt in Richtung Heilung geschehen. In Kombination mit den genannten alternativen Methoden der Traumatherapie, Körperarbeit und der Bewusstheitsübung ist Gesundung möglich, auch wenn es ein längerer Weg sein kann.

5
Theta-Balance und der Weg in die Vergangenheit

Einige Ursachenpunkte, die ich im Theta-Zustand feststelle, liegen nicht im aktuellen Leben des Klienten, sondern entweder in einem früheren Leben (karmische Belastungen) oder in den Leben früherer Generationen. Hier kann Theta-Balance helfen, alte Belastungen loszulassen und zu mehr Lebensenergie und Lebensfreude zu kommen.

Seelenverträge, Eide, Flüche und seelische Verstrickungen

Verbindungen zu anderen Menschen, seien sie aus diesem oder einem früheren Leben, können die Lebensenergie erheblich beeinträchtigen, Ängste und Blockaden verursachen und sogar krank machen. An dieser Stelle kann Theta-Balance beim Auffinden und Lösen gute Dienste tun.

Seelenverträge

Häufig haben wir mit Menschen, die uns nahestehen, sogenannte Seelenverträge abgeschlossen. Seelenverträge kommen sehr häufig vor, nicht zuletzt zwischen Eltern und ihren Kindern. Oft stammen diese Verträge auch aus früheren Leben, in denen wir schon einmal mit diesen Menschen inkarniert waren. Dementsprechend sind diese Verträge für unser Wohlergehen wenig förderlich, binden uns an den anderen und behindern unsere freie Entfaltung. Dazu ein Beispiel:

Ein Mann lernt eine Frau kennen. Er liebt sie leidenschaftlich, aber sie sieht ihn nur als väterlichen Freund. Im täglichen Umgang benimmt er sich auch so: Er umsorgt und unterstützt sie, wo er kann. Der Mann wird zunehmend frustriert, da seine Liebesgefühle von der Frau nicht erwidert werden. Er möchte sich von ihr distanzieren, aber es gelingt ihm nicht. Er versteht nicht, warum das so ist. In der Theta-Sitzung stellt sich heraus, dass Mann und Frau sich aus einem früheren Leben kennen, in dem er ihr Vater war. Zwischen den beiden besteht ein Seelenvertrag, der sie bindet und von der Seite des Mannes aus lautet: Ich bin immer für dich da und versorge dich.

In einem solchen Fall ist eine gleichberechtigte, partnerschaftliche Liebesbeziehung nicht möglich, da der Seelenvertrag ganz massiv in die Beziehung von Mann und Frau hineinspielt. Mit Theta-Balance lässt sich diese Art von Verträgen auflösen, so dass alle Beteiligten nun frei sind, sich zu entscheiden, wie sie die Beziehung gestalten wollen.

Seelische Verstrickungen

Zu jedem Menschen, mit dem wir eine tiefere Bindung eingehen, entstehen energetische Verbindungen. Das betrifft insbesondere alle Sexualpartner, aber auch Eltern und ihre Kinder.

Bei jeder sexuellen Vereinigung wird eine energetische Verbindung zwischen beiden Beteiligten aufgebaut. Diese Verbindung bleibt, auch wenn es sich nur um einen One-Night-Stand handelt. Durch diese weiterbestehende energetische Verbindung ist der Mensch nicht frei, sondern noch unfreiwillig an den anderen gebunden. Es steht ihm nicht seine gesamte Energie zur Verfügung. Deshalb ist es wesentlich, bei einer Trennung auch die energetischen Verbindungen zu diesem Menschen zu lösen. Sie sind oft der Grund, warum man sich von einem Menschen nicht wirklich lösen kann und sich weiterhin an ihn gebunden fühlt.

Als Erwachsener ist es ebenso essenziell, zu schauen, inwieweit ungute energetische Verbindungen zu den Eltern entstanden bzw. noch vorhanden sind. Ich rede hier nicht von positiven, notwendigen Bindungen, die zu jeder gesunden Eltern-Kind-Beziehung gehören und lebensnotwendig sind. Sondern ich spreche von energetischen Verbindungen und Verstrickungen, die Energie rauben, Gefühle und Probleme der Eltern übertragen und dem Betroffenen eine Verantwortung aufbürden, die mit ihm gar nichts zu tun hat. Solche energetischen Verbindungen gilt es zu lösen, um frei für den eigenen Lebensweg und dessen Aufgaben zu sein. Mit Theta-Balance ist das gut möglich.

Eide und Flüche

Als Eid wird ein Versprechen oder eine Erklärung bezeichnet, die uns bindet, häufig an eine vermeintlich höhere Macht. Ein Eid kann, ebenso wie ein Fluch, weitreichende Folgen für unser Leben haben. So bestehen bei etlichen Menschen, die in früheren Leben in einem Kloster oder einer kirchlichen Institution tätig waren, Keuschheitsgelübde und Ähnliches, die sie daran hindern, das jetzige Leben in vollen Zügen auszuschöpfen und genießen zu können.

Unter einem Fluch ist eine Art Bann oder böser Wunsch / Wille zu verstehen. Ein Fluch ist auf eine Einzelperson oder die gesamte Familie oder sogar ganze Generationen gerichtet und versucht diese Menschen negativ in ihrem Leben zu beeinflussen. Ein Fluch kann große Schwierigkeiten verursachen. Wenn jemand beispielsweise immer wieder viel Unglück in seinem Leben hat, dann kann ein Fluch die Ursache sein.

Ein Fluch kann aber nur dann wirken, wenn bei den Menschen, auf die er gerichtet ist, in irgendeiner Form ein Resonanzfeld vorhanden ist. Das können Angst, Schuldgefühle oder negative Programme sein.

Heutzutage werden kaum noch Flüche ausgesprochen, außer im Voodoo, einer alten Religion, die häufig noch auf Haiti praktiziert wird. Vorhandene Flüche sind meist Überbleibsel aus vergangenen Leben.

Mit Theta-Balance lassen sich sowohl Eide als auch Flüche lösen, so dass ich frei davon werde. Noch wesentlicher ist es jedoch, bei Flüchen das Resonanzfeld des Betroffenen zu verändern, gerade wenn der Fluch aus dem aktuellen Leben stammt. Denn nur dann wird der betroffene Klient immun gegen weitere energetische Angriffe.

Heilung vorgeburtlicher Traumatisierungen

Bei der Analyse von Ursachenpunkten geht es immer wieder darum, herauszufinden, ob der Klient ein Wunschkind war, wie die Schwangerschaft verlaufen ist, ob er ein überlebendes Zwillingskind ist, ob er eine normale Geburt hatte oder eine Frühgeburt war, ob die Mutter in der Schwangerschaft Krisen oder Erkrankungen durchlitten hat etc. Denn unsere vorgeburtliche Zeit prägt uns stark und kann unser ganzes Leben bestimmen. Babys fühlen ganz genau, ob sie erwünscht sind oder nicht, wie es der Mutter geht, ob sie viel Stress erlebt oder in einer entspannten, liebevollen Haltung ist. Das ist nichts Neues, sondern seit langer Zeit wissenschaftlich nachgewiesen.

Erlebt ein Kind schon im Mutterleib oder während oder unmittelbar nach der Geburt sehr viel Stress, dann hat das Auswirkungen auf die gesamte weitere Entwicklung. So erzählte mir ein befreundeter Psychotherapeut, dass schon Frühchen im Brutkasten in der Lage sind zu dissoziieren, sich abzuspalten, »wegzubeamen«, um zu überleben. Diese Frühchen werden ihr Leben lang Probleme haben, ganz präsent zu sein, vollständig zu fühlen und Bindungen zu anderen Menschen einzugehen. Um zu überleben, haben sie gelernt, nicht zu fühlen und Anteile von sich abzuspalten.

Eine Frühgeburt kann immer als massive Traumatisierung betrachtet werden, wenn das Kind allein im Brutkasten liegt. Menschen, die als Frühchen zur Welt gekommen sind, gerade in den 1970er Jahren und davor, so wie ich auch, haben schon als kleines Baby massive existenzielle Gefühle von Bedrohung erlebt. Eben hatten sie es noch warm und wohlig bei Mama im Bauch, und plötzlich ist da nichts mehr: keine Körperwärme, keine Stimme, nur Leere, Glas rundum, keine warmen grenzgebenden und schützenden, streichelnden und beruhigenden Hände, stattdessen Schmerzen durch Schläuche und medizinische Interventionen.

1970, als ich geboren wurde, dachte man noch, Frühchen hätten kein Schmerzempfinden. Mittlerweile weiß man, dass ehemalige Frühchen gerade wegen dieser rüden und frühen medizinischen Behandlung und der dabei empfundenen Schmerzen als Erwachsene ein erhöhtes Schmerzempfinden haben. Das Gehirnareal, das für Schmerzen zuständig ist, hat sich verändert. Heute ist der Umgang mit Frühchen zum Glück meistens ein anderer.

Das Gleiche gilt für überlebende Zwillinge, zu denen ich auch gehöre – ein überlebender Zwilling wird das Leben immer anders erleben als ein Kind, das von Anfang an alleine im Mutterleib war. Der überlebende Zwilling hat ebenfalls schon im Mutterleib existenzielle Gefühle von Angst, Ohnmacht, Leere und Verlassenwerden erfahren. Oft wollen überlebende Zwillinge nicht auf der Welt bleiben und haben einen Zug in den Tod. Sie wollen zu ihrem anderen Zwilling und fühlen sich für dessen Tod verantwortlich. Oft gestatten sie sich aus ihren Schuldgefühlen heraus kein glückliches und zufriedenes Leben. Überlebende Zwillinge gehen ganz anders durchs Leben als Einlinge: So neigen sie wegen ihres frühen Verlusts dazu, in Partnerschaften entweder symbiotisch zu klammern oder sich gar nicht erst zu binden – aus Angst, einen erneuten Verlust zu erleiden. Hier haben Alfred R. und Bettina Austermann aus Berlin mit ihrer Forschungsarbeit zu überlebenden Zwillingen Großartiges geleistet. Sie haben sich auf lösungsorientierte Zwillingsaufstellungen spezialisiert.

Dazu ein Beispiel aus meiner Praxis:

Susanne ist eine junge, intelligente und sehr sympathische Frau Anfang dreißig. Sie hat mehrere Anliegen, als sie zu mir kommt. Ich möchte hier jedoch nur das Anliegen schildern, das mit ihrer pränatalen Traumatisierung zu tun hat. Sie ist seit zwei Monaten mit einem Mann zusammen und hat nun Angst, dass er sich von ihr trennt. Das geht ihr immer so. Sie sagt Sätze wie: »Wenn ich verlassen werde, dann ist das ein Gefühl, als ob ich sterben müsste. Dann ist mein Leben sinnlos.«

Diese Sätze lassen mich aufgrund ihrer extremen und existenziellen Dramatik aufhorchen. Es ist klar, dass da Altes aus der Kindheit mitschwingt, was mit ihrem aktuellen Freund gar nichts zu tun hat. Intuitiv vermute ich, dass Susanne ein überlebender Zwilling ist. Im Theta-Zustand wird mir das bestätigt. Ich sage jedoch nichts von meinem Verdacht, um Susanne nicht zu beeinflussen. Ich erkläre ihr nur, dass ich eine Idee habe, warum die Trennung ihres Freundes für sie so existenziell wäre, und dass ich dafür mit ihr eine kleine Reise in die Vergangenheit machen möchte. Susanne ist sofort einverstanden. Ich führe Susanne auf einer imaginären Zeitlinie in den Mutterleib zurück. Dort bitte ich sie, sich umzusehen und zu fühlen, was es zu fühlen gibt – das angenehme Schweben im Fruchtwasser, die Wände der Gebärmutter … Ich frage sie, wie alt sie ist, sie sagt: »Drei Monate.« Das gleiche Alter bekomme ich ebenfalls unter Theta.

Dementsprechend kann Susanne auch wahrnehmen, dass sie noch ganz viel Platz in der Gebärmutter hat, da sie noch so klein ist. Ich bitte sie, sich weiter umzuschauen, ob sie noch mehr wahrnimmt. Sie beschreibt ziemlich genau, etwas entfernt von ihr, eine zweite Eihülle mit einem weiteren Kind darin. Ich bitte Susanne, sich dem

Kind zu nähern, mit ihm in Kontakt zu gehen und es zu fragen, ob es ein Bruder oder eine Schwester ist. Susanne erhält die Information, dass es ein Zwillingsbruder sei. Susanne ist sehr gerührt und genießt den Kontakt mit ihrem Zwilling. Sie vergießt Freudentränen. Eine Zeitlang lasse ich sie das weiter fühlen und diese wunderbare Innigkeit mit ihrem Zwilling erleben.

Der Wahrnehmung von Susanne ist unbedingt zu vertrauen. Der Körper des überlebenden Zwillings erinnert sich an den anderen und gibt eindeutige Signale. Plötzlich ist die alte Innigkeit, ein paradiesisches Gefühl des Verbundenseins wieder spürbar, genau wie der spätere Schock beim Tod des Zwillings!

Dann bitte ich Susanne, sich vorzustellen, wie sie im Mutterleib größer wird. Auf einmal beschreibt sie für sich furchtbare Bilder: Sie sieht, wie eine »Stricknadel« in die Gebärmutter eindringt und ihr Geschwisterkind tötet. Sie ist völlig entsetzt und erschüttert.

Ich fange Susanne in ihrer Trauer um ihren Bruder auf und unterstütze sie, dieser Trauer Raum zu geben und ihren Tränen freien Lauf zu lassen. Das ist sehr wichtig, damit sich das alte Trauma, der Schock und die damit verbundene Trauer, der Schmerz und die Ohnmacht und all die Panik aus dieser Zeit aus ihren Zellen lösen können.

Anschließend bitte ich Susanne, auf der Zeitlinie zurückzukommen in ihr jetziges Lebensalter. Ich erkläre ihr, dass es wunderbar ist, dass sie ihren verlorenen Bruder wiedergefunden hat, nach dem sie ihr ganzes Leben lang gesucht hat, meistens in Beziehungen zu Männern. Nun versteht sie auch, warum die Trennung eines

Mannes immer so existenziell bedrohlich für sie zu sein scheint – das war einfach immer von ihrer Wahrnehmung her so, als ob sie erneut ihren Zwillingsbruder verlieren würde, mit der gleichen Dramatik. Susanne setzte quasi ihren Freund auf den Platz des Zwillingsbruders. Damit überforderte sie ihren jeweiligen Freund maßlos. Dieser wusste natürlich nicht, was da los war, und spürte nur instinktiv einen heftigen Druck, den er sich nicht erklären konnte. Um sich diesem Druck zu entziehen, war eine Trennung von Susanne praktisch unausweichlich.

Ich verdeutliche Susanne, dass dieses Muster – sie erlebt eine schöne, innige Verbindung zu einem Mann, aber kurz darauf kommt es zur Trennung – durch die Entdeckung ihres Bruders und das Auflösen des alten Traumas gelöst werden kann. Deshalb ist die Entdeckung ihres Zwillingsbruders so unglaublich wertvoll – sie muss ihn jetzt nicht mehr im Partner suchen. Damit ist ihr Freund entlastet, und eine eventuelle Trennung verliert die existenzielle Dimension.

Ich bitte Susanne, ihren Bruder im Tagesbewusstsein zu rufen und nachzuspüren, inwieweit sie ihn fühlen und hören kann. Dies war für sie ohne weiteres möglich. Sie fragte ihren Bruder, wie es ihm jetzt gehe, ob er am richtigen Ort sei oder noch bei ihr auf der Erde und ob er eine Botschaft für sie habe.

Der verstorbene Zwilling bleibt häufig noch nach dem Tod bei dem überlebenden Geschwisterkind, da dieses ihn nicht gehen lassen kann oder der verstorbene Zwilling seinen eigenen Tod nicht realisiert hat. Damit hindern sie sich unbewusst gegenseitig an ihren jeweiligen Lebenswegen.

In Susannes Fall ging es ihrem Bruder gut, er war am für ihn richtigen Platz und teilte klar und deutlich mit, dass er möchte, dass Susanne lebt und es ihr gutgeht. Diese Botschaft löste bei Susanne wieder Tränen der Rührung aus. Ich fragte sie, ob sie ihren Bruder umarmen möchte. Gerne kam sie meinem Vorschlag nach. Mit ihrem Bruder verblieb sie so, dass sie ihn jederzeit rufen und zu ihm Kontakt aufnehmen könne. Damit hatte Susanne in der Sitzung einen Riesenschritt getan – sie hatte das gefunden, wonach sie ihr Leben lang gesucht hatte, und wusste jetzt, was in ihren Beziehungen immer wieder schieflief.

In den weiteren Sitzungen werde ich mit Susanne gemeinsam schauen, inwieweit noch mehr Schockenergie aus dieser Zeit mittels Theta-Balance oder Körperarbeit aus ihren Zellen entfernt werden muss. Ich schlug ihr außerdem vor, sich ein Symbol für ihren wiedergefundenen Zwilling auszudenken und zuzulegen, als positiven Ankerpunkt für ihr Leben. Des Weiteren gab ich ihr die Lektüre des Buches Der verlorene Zwilling *von A. R. und B. Austermann als »Hausaufgabe« auf.*

Auch Kinder, die nicht erwünscht waren, tragen oft massive Blockaden und Belastungen mit sich herum. Sie laufen mit diesem Gefühl auch als Erwachsene durchs Leben: »Ich gehöre nicht hierhin, ich bin nicht gewollt, was soll ich hier …«

Allerdings kann ein »Vorteil« dieser heftigen Prägung sein, dass sich der Betroffene als Erwachsener auf die spirituelle Suche macht, mit Fragestellungen wie: Woher komme ich? Wohin gehe ich? Was ist der Sinn des Lebens, und was ist meine Aufgabe im ganzen Gefüge? Findet er hier einen geeigneten Therapeuten oder spirituellen Begleiter, dann kann Altes geheilt werden und sich die Tür zu einem bewussteren Leben bis hin zum Aufwachen öffnen (siehe Kapitel 8). Auf dem Weg zum Aufwachen in Stille, Liebe und Frieden sind häufig, bevor es zu einem Durchbruch in eben diese Stille und Liebe kommt, ähnlich existenzielle Gefühle zu durchleben, wie bei den pränatalen Traumatisierungen beschrieben.

Theta-Balance kann in der Heilung vorgeburtlicher Schädigungen einen guten Beitrag leisten: Auf der Zeitlinie kann bis in den Mutterleib oder bis zum Punkt der Zeugung zurückgegangen werden, und die ganze Situation kann nachversorgt werden. Ich schaue, ähnlich wie bei der »Inneres-Kind-Arbeit«, was das Baby braucht, welchen Mangel es erlitten hat. Das heißt, ich kreiere mit Theta-Balance einen besseren Lebensstart, so dass das Leben als Erwachsener leichter wird und nicht mehr zu sehr von der Vergangenheit geprägt ist. Das kann als Heilungsbaustein ausreichen, wahrscheinlicher ist jedoch, dass mit anderen Methoden nachgearbeitet werden muss.

Die Heilung der Ahnenreihe

Oft ist es sinnvoll, zu überprüfen, inwieweit das Problem, mit dem ein Klient kommt, schon seit vielen Generationen besteht. Meist haben schon unsere Vorfahren mütterlicher- oder väterlicherseits mit den gleichen Problemen zu kämpfen gehabt, mit denen wir uns herumschlagen, zumindest wenn sie manifesterer Natur sind. Das erklärt dann auch zum Teil, warum sich manche Probleme trotz vielfältiger Interventionen nicht lösen lassen. So zieht sich beispielsweise das Thema Mangel, gerade in Bezug auf Geld, meistens durch mehrere Generationen. Darüber hinaus ist bekannt, dass sexueller Missbrauch häufig ebenfalls über Generationen geht. Gerade sexueller Missbrauch wird aber oft vom Unterbewusstsein so gut »weggedrückt«, dass die Betroffenen sich an gar nichts mehr erinnern und nur an Symptomen leiden bzw. diese Erinnerung erst sehr spät im Leben wieder einsetzt. Wird das Thema nicht ans Licht gebracht und bearbeitet, geht es oft über Generationen weiter. Umso wichtiger ist es, uns von unserem Missbrauch zu heilen, nicht nur uns zuliebe, sondern auch unseren Kindern zuliebe.

Deshalb ist es immer sinnvoll zu beleuchten, ob und in der wievielten Generation in der Ahnenreihe das Problem des Klienten ebenfalls präsent ist. Ist dies der Fall, wird mit Theta-Balance der Ursprungspunkt z. B. in der elften Generation geheilt, daraufhin alle Folgegenerationen bis hin zum Klienten heute. Ein positiver Effekt ist dann, dass die geklärte und gereinigte, jetzt durch und durch kraftvolle Energie der Ahnen dem Klienten voll zur Verfügung steht und ihn in seinem Leben und seinen Projekten unterstützen kann.

So wie die Eltern, so bilden auch unsere Ahnen unsere Wurzeln, wie bei einem starken Baum. Deshalb ist es häufig so, dass Menschen mit positiven und unterstützenden Eltern und Ahnen sehr starke Wurzeln haben und damit sehr gut durchs Leben kommen, voll in ihrer Kraft und durch keinen Sturm zu erschüttern sind. Ein Mensch, der vielleicht sogar mit seinen Eltern oder einem Elternteil gebrochen hat, leidet dagegen möglicherweise unter einem Mangel an Wurzeln, weil diese fehlen oder nur schwach ausgeprägt sind. Ein Mensch ohne Wurzeln kann niemals erfolgreich im Leben bestehen; das bezieht sich insbesondere auf die Themen Geld und Erfolg im Beruf. Deshalb ist die Heilung unserer Wurzeln und die Annahme dessen, was uns unsere Eltern geben konnten, so wichtig, unabhängig von der Frage, wie viel oder wenig es gewesen sein mag.

Dazu finden Sie in Kapitel 7 eine kleine Familienaufstellung, die jeder allein zu Hause machen kann und bei der es darum geht, das Leben als Geschenk unserer Eltern wertschätzend in unser Herz zu nehmen. Was übrigens nicht gleichbedeutend damit ist, Eltern, die ihre Kinder vernachlässigt haben, zu rehabilitieren und deren Verhalten gutzuheißen. Es geht einfach darum, dass wir ohne unsere Eltern, egal, wie furchtbar sie vielleicht waren, nicht auf der Welt wären.

6
Befehle und Manifestationen

Im folgenden Kapitel möchte ich Theta-Balance-Befehle für verschiedene Lebensbereiche vorstellen. Ich habe bewusst nur solche Befehle ausgewählt, die tatsächlich auch von Laien alleine ausgeführt werden können. Aber ich möchte Sie auch ermutigen, auszuprobieren, geduldig und neugierig zu sein, was passiert.

Grundvoraussetzung für die Anwendung aller Befehle ist natürlich, dass Sie sicher in den Theta-Zustand gelangen. Das heißt, zuerst sollte mehrfach die Basisübung (Kapitel 9) geübt werden, bevor dann im Theta-Zustand mit Befehlen gearbeitet wird.

Lassen Sie sich nicht entmutigen, sondern bleiben Sie dran; wie bei allen neuen Dingen im Leben gilt auch bei der Theta-Balance: Übung macht den Meister. Autofahren haben Sie auch nicht an einem Tag erlernt. Aus meinen Workshops mit meinen Klienten, in denen es nur darum geht, dass diese sicher lernen, in den Theta-Zustand zu gelangen und die hier aufgeführten Befehle anzuwenden, weiß ich, dass es Zeit braucht, um hier einen sicheren Zugang zu finden. So gibt es Klienten, die aufgrund verschiedener innerer Blockaden auf halbem Weg in den Theta-Zustand nicht mehr vorwärtskommen. Hier gilt es zunächst, diese Blockaden aufzulösen.

Ein verbreiteter Irrglaube unter den Freunden des Theta ist auch, dass man im Theta-Zustand sofort hellsichtig ist. Das kann vorkommen, ist aber höchst selten, und es ist keinesfalls

Ziel dieses Buches oder der hier vorgestellten Übungen. Um hellsichtig in Theta arbeiten zu können, braucht man Zeit und Erfahrung – und das unter Feedback eines Seminarleiters.

Diese Übungen sind darauf angelegt, dem Anwender wirksame Mittel an die Hand zu geben, um mit sich selbst zu arbeiten, sich beispielsweise selbst in einen positiveren Zustand zu bringen oder sich am Morgen, bevor der Tag beginnt, positiv einzustimmen. So hat jeder die Möglichkeit, sein Leben insgesamt positiver zu gestalten – soweit das in der eigenen Hand liegt. Für größere psychische Belastungen sind diese Übungen nicht ausreichend, da hilft nur die Einzelarbeit mit einem erfahrenen Therapeuten.

Klassische Befehle

Der Grundbefehl

Schöpfer von allem, was ist, ich befehle jetzt, dass ...
Danke! Es ist getan. Es ist getan. Es ist getan.

Dies ist der Ausgangsbefehl, mit dem immer gleichen Wortlaut, der je nach Problemlage entsprechend spezifiziert wird.

Downloads

»Download« bedeutet »Herunterladen«; Sie kennen das möglicherweise vom Umgang mit dem Internet. Mit Theta-Balance lassen sich mühelos Gefühle und Eigenschaften in ihrer reinsten Form herunterladen, direkt von der Ebene des »Schöpfers von allem, was ist« in das eigene System (oder das des Klienten).

Um zunächst einmal einen Geschmack des »Schöpfers von allem, was ist« und seiner bedingungslosen Liebe zu bekommen, empfehle ich, zu Anfang einige Downloads zu testen und zu erfühlen, was passiert.

> Schöpfer von allem, was ist, ich befehle jetzt, dass bedingungslose Liebe in jede Zelle meines Körpers gesendet wird, zu meinem höchsten und besten Wohl. Danke! Es ist getan. Es ist getan. Es ist getan.

Natürlich gibt es außer Liebe noch weitere wunderbare Gefühle, die problemlos heruntergeladen werden können. Hier eine Auswahl:

- Dankbarkeit
- Mitgefühl
- Urvertrauen
- Gefühl, geliebt zu sein
- Gefühl, selbst liebenswert zu sein
- Gefühl von Ganzheit
- Freude
- Gelassenheit
- Selbstliebe
- Entspannung
- Ruhe
- Gefühl, angenommen zu sein
- Gefühl von Stärke
- Vertrauen

Hier fallen Ihnen sicher noch weitere ein. Gehen Sie, bevor Sie die Downloads ausprobieren, einige Minuten in die Stille, und fragen Sie sich: Wo habe ich Defizite, welche Gefühle fehlen mir? Schreiben Sie die entsprechenden Gefühle auf, die Ihnen guttun würden. Erst dann starten Sie die Übung.

Wenn Sie nie gelernt haben, wie es ist, respektvoll, liebevoll etc. behandelt zu werden, dann ist es sinnvoll, den Download-Befehl noch um das Wissen darum zu ergänzen:

> Schöpfer von allem, was ist, ich befehle jetzt, dass das Gefühl von Respekt / Selbstliebe ... oder ... in jede Zelle meines Körpers gesendet wird und dass ich weiß, wie es sich anfühlt, respektvoll behandelt zu werden und mich selbst zu lieben. Danke! Es ist getan. Es ist getan. Es ist getan.

Das bedeutet, Sie ergänzen den Download-Befehl um das Wissen, wie es sich anfühlt, respektvoll behandelt zu werden oder sich selbst zu lieben. Wichtig ist das gerade dann, wenn der Mensch, um den es hier geht, selbst nie gelernt und gefühlt hat, wie es ist, wenn andere ihn respektvoll behandeln. Ihm fehlt quasi die innere Referenz, weil er es noch nicht kennenlernen konnte. Mit der Ergänzung »Ich weiß, wie es sich anfühlt« holt er sich sozusagen das entsprechende Gefühl gleich mit in seinen Erfahrungsschatz hinein.

Genauso wie Gefühle können auch Eigenschaften heruntergeladen werden. Hier eine Auswahl:

› Hingabe
› Ehrlichkeit

- Vertrauen
- Loyalität
- Fleiß
- Weisheit
- Fülle
- Schönheit
- Souveränität
- Erfolg
- Motivation
- Selbstakzeptanz

Da wir alle, wie schon erwähnt, unsere Welt nur rein subjektiv, durch die Brille unserer Erfahrungen wahrnehmen, kann es sinnvoll sein, die Definition des Schöpfers von allem, was ist, von einem Gefühl oder einer Eigenschaft ergänzend mit herunterzuladen. Es wird sozusagen die reine, ursprüngliche, göttliche Definition dieses Gefühls, dieser Eigenschaft, frei von Verzerrung, heruntergeladen und fest in uns verankert.

> Schöpfer, von allem, was ist, ich befehle jetzt den Download der göttlichen Definition von … *(Setzen Sie hier die Eigenschaft oder das Gefühl ein)* zu meinem höchsten und besten Wohl. Danke! Es ist getan. Es ist getan. Es ist getan.

Ursachen erkennen

Auf dem Weg in die Hellsichtigkeit im Theta-Zustand kommen wir nicht daran vorbei, zwischen Einbildung, Wunschdenken und wirklicher Ursache für Probleme unterscheiden zu lernen. Speziell bei der Arbeit mit uns selbst müssen wir wachsam sein zu unterscheiden, ob wir wirklich frei und offen sind, zu sehen. Sukzessive kommen wir der Wahrheit immer näher. Hier folgt der entsprechende Befehl:

> Schöpfer, von allem, was ist, ich befehle jetzt: Zeige mir die Ursache für meine … *(Geldsorgen, Beziehungsprobleme, Traurigkeit etc.),* entsprechend meinem höchsten und besten Wohl. Danke! Es ist getan. Es ist getan. Es ist getan.

Damit kann der Anfänger noch nichts auflösen, aber zumindest Ursachenforschung betreiben. Und das hilft ja häufig auch schon ein ganzes Stück weiter.

Reinigung

Warum es oft notwendig ist, sich selbst und seine Räume zu reinigen, habe ich bereits ausführlich beschrieben (siehe Kapitel 3). Dabei kann jeder erspüren und nachfühlen, ob eine Reinigung / ein Clearing für ihn sinnvoll ist. Gehen Sie spielerisch an die Übungen heran. Lernen Sie zu unterscheiden zwischen einem frisch gereinigten Raum und einem Raum, in dem sich viele Menschen eine Zeitlang aufgehalten haben, zum Beispiel in einem Wartezimmer, einer Wartehalle, einem Klassenzimmer etc. Lernen Sie zu unterscheiden, wie sich Ihr eigenes Energiefeld anfühlt, wenn es gerade gereinigt wurde und wenn Sie beispielsweise direkt aus dem Kaufhaus oder der Messehalle kommen. Theta-Balance bietet hier in jedem Fall sehr effiziente Befehle:

Schöpfer von allem, was ist, ich befehle jetzt, dass alle Fremdenergien, negativen Energien, fremden Wesenheiten, Emotionen und Gedankenformen anderer Menschen, alle Energien, die nicht meinem höchsten und besten Wohl entsprechen, aus meinem System entfernt werden, ins göttliche Licht gebracht werden, dort transformiert werden und durch Licht und Liebe ersetzt werden. Danke! Es ist getan. Es ist getan. Es ist getan.

Das Gleiche gilt auch für die Reinigung von Räumen:

Schöpfer von allem, was ist, ich befehle jetzt, dass alle Fremdenergien, negativen Energien, fremden Wesenheiten, Emotionen und Gedankenformen anderer Menschen, alle Energien, die nicht meinem höchsten und besten Wohl entsprechen, aus *meinem Haus, meinem Praxisraum, meiner Wohnung etc. ...* entfernt werden, ins göttliche Licht gebracht werden, dort transformiert werden und durch Licht und Liebe ersetzt werden. Danke! Es ist getan. Es ist getan. Es ist getan.

Sollten die Befehle nur bedingt funktionieren, muss wieder in der Einzelsitzung geschaut werden, welche Resonanzen, Verbindungen, Verträge es mit den jeweiligen Fremdenergien gibt. Wie bereits erwähnt: Je heiler und gesünder ich bin, umso geschützter bin ich; alles niedriger Schwingende kann nicht an mir haften bleiben, findet keine Resonanz.

Einen Schutzmantel herunterladen

Wenn ich weiß, dass ich häufiger Fremdenergien anziehe, bzw. plane, mich an einen Ort zu begeben, der energetisch mit hoher Wahrscheinlichkeit verunreinigt ist – wie beispielsweise die U-Bahn, Krankenhäuser oder Groß- und Massenveranstaltungen, wo viele Energien aufeinandertreffen –, dann kann ich mich schützen, und zwar mittels eines Schutzmantels. Ein Schutzmantel ist immer so konzipiert, dass er gute und liebevolle Energien durchlässt und negative Energien fernhält. Er ist meist vierundzwanzig Stunden wirksam und muss dann erneuert werden. Hier der Befehl:

> Schöpfer von allem, was ist, ich befehle jetzt, dass mir ein Schutzmantel aus göttlichem Licht und göttlicher Liebe heruntergeladen wird, der alle negativen Energien, negativen Wesenheiten, negativen Gefühle und Gedankenformen anderer Menschen komplett von mir fernhält und mich vollständig schützt. Danke! Es ist getan. Es ist getan.
> Es ist getan.

Manifestationen

Theta-Balance kann man gut zum Manifestieren einsetzen. Da im Theta-Zustand eine direkte Verbindung zur göttlichen Quelle besteht, kann man die schöpferische Kraft verwenden, um Wünsche zu manifestieren. Dies ist aber nur mit Einschränkungen möglich (siehe Kapitel 3).

Zur Erinnerung: Eine Manifestation muss meinem »Seelenruf« entsprechen, also im göttlichen Plan enthalten sein;

alle negativen Blockaden, die der Manifestation im Wege stehen könnten, sollten ausgeräumt sein; und der Zeitfaktor muss stimmen. Dann darf und kann es klappen.

Vielleicht schafft es der eine oder andere Leser beim Praktizieren der Übungen schon, hellsichtig Informationen zu erhalten – dann kann er oben genannte Faktoren abfragen. Ansonsten darf ausprobiert werden, nur Mut! Und selbst wenn noch Blockaden vorhanden sind, die Ihrer Manifestation im Weg stehen: Die Manifestation kann trotzdem funktionieren!

Hier ein Beispiel:

Sie wünschen sich mehr Kunden, haben aber, ohne es zu wissen, noch Blockaden. Trotzdem manifestieren Sie Neukunden. Der Erfolg könnte dann sein: Es kommen zwar nicht in dem Ausmaß neue Kunden, wie Sie es sich vorgestellt haben, aber Sie haben doch einige Neukunden durch die Manifestation gewinnen können. Die Manifestation kann dann wirken, sie hat nur nicht die gleiche Durchschlagskraft wie ohne Blockaden. Vielleicht zahlen die Kunden nicht gleich oder verhandeln lange, kommen vielleicht nicht wieder usw.

Der allgemeine Befehl zur Manifestation sieht folgendermaßen aus:

> Schöpfer von allem, was ist, ich befehle jetzt die Manifestation von … *(hier setzen Sie das Gewünschte ein)* zu meinem höchsten und besten Wohl. Danke! Es ist getan. Es ist getan. Es ist getan. Es ist getan.

Es ist entscheidend, sehr präzise zu sein mit der Formulierung, damit man sich nicht etwas »ins Haus holt«, was man sich gar nicht gewünscht hat.

So sollte man *nicht* manifestieren: »Ich wünsche mir, dass der richtige Partner zu mir kommt.«

Was fällt hier auf? Ich bleibe im Wünschen. Wünschen kann ich mir vieles, aber das hat keine Durchschlagkraft. Außerdem versteht unser Gehirn diese Formulierung nicht. Denn: Was bedeutet »richtig«? Diese Formulierung ist viel zu unspezifisch! Vielleicht kommt dann ein toller Partner, der aber leider untreu oder noch verheiratet oder nicht bereit für eine Partnerschaft ist. Deshalb sollten die wesentlichen Eigenschaften vor meiner Manifestation notiert werden, und zwar ganz genau.

Hier die konkrete Anleitung zur Manifestation:

› Die Manifestation muss gehirngerecht sein, also so, dass unser Gehirn auch versteht, was wir manifestieren wollen.
› Manifestationen müssen immer im Präsens formuliert werden, so als ob das Ziel bereits erreicht wäre.
› In einen Manifestationssatz gehört kein »Wünschen«, »Möchten«, »Wollen« oder »Ich werde«; außerdem niemals das Wörtchen »nicht«! Der Satz: »Ich werde nicht mehr rauchen«, funktioniert nicht. Das Gehirn versteht unter »werden«: Irgendwann wird das mal so sein, aber in jedem Fall nicht jetzt. Und unser Gehirn versteht das Wörtchen »nicht« nicht. Das können Sie leicht selbst testen. Was passiert, wenn ich zu Ihnen sage: »Stellen Sie sich jetzt bitte nur nicht eine grüne Giraffe mit gelben Sternchen vor!« Genau – Sie sehen diese grüne Giraffe mit gelben Sternchen, die Sie ja eigentlich gerade nicht

sehen sollten! Das heißt: Ich muss hier umformulieren! Mein Rauchfreisatz könnte folgendermaßen lauten: »Ich bin frei von Nikotin und Sucht.«

› Ihre Manifestation muss immer positiv formuliert sein!
› Außerdem sollte in die Manifestation ein Zeitrahmen hineingenommen werden, entweder mit dem Wort »Jetzt« oder indem Sie ein Jahr, eine Jahreszeit oder einen Monat mit angeben.
› Sie müssen ganz konkret alle Eigenschaften benennen, die Ihre Manifestation haben soll.
› Stellen Sie fest, woran Sie erkennen, dass Sie Ihre Manifestation erreicht haben:

Visuell: Wie sehen Sie aus, wenn Ihre Manifestation eingetreten ist? Sie sehen beispielsweise den neuen Partner vor sich, wie er aussieht, was Sie gerade zusammen machen etc.

Kinästhetisch: Wie fühlt sich das an? – Sie fühlen beispielsweise Liebe, Wärme und Entspannung in Ihrem Herzen, Sie fühlen, wie der neue Partner in Ihren Armen liegt.

Auditiv: Was hören Sie, wenn die Manifestation erfolgreich war? – Sie hören vielleicht romantische Liebesmusik oder wie Ihnen Ihr neuer Partner Koseworte zuflüstert etc.

Olfaktorisch: Was riechen Sie? – Sie riechen beispielsweise schon das Parfüm Ihres neuen Partners oder den Duft von Rosen oder Ähnliches.

Gustatorisch: Was schmecken Sie? – Sie schmecken vielleicht den ersten Kuss auf Ihren Lippen oder den Geschmack des gemeinsam getrunkenen Weines an einem romantischen Abend etc.

Das heißt, Sie bezeugen im Theta-Zustand, während

Sie den Manifestationsbefehl aussprechen, dass sich Ihre Manifestation erfüllt. Je mehr von Ihren Sinnen Sie dafür in Anspruch nehmen, desto besser. Je mehr Sie schon die große Liebe Ihres Lebens im Herzen spüren, desto klarer wird Ihr Bild. Sie schaffen damit Ihr Resonanzfeld, um Ihre Manifestationen ins Leben zu holen.

Noch ein Tabu: Bitte zweifeln Sie nicht an Ihrer Manifestation. Das wäre so, als ob Sie eine gute Saat in ein Blumenbeet gesetzt hätten und ständig nachschauen und wieder in der Erde wühlen, um zu sehen, wie weit der Keimvorgang schon fortgeschritten ist. So nach dem Motto: Wann passiert sie denn endlich, meine »schicksalhafte« Begegnung mit dem neuen Mann, welcher könnte es nur sein …? Entweder Sie lassen Ihre Manifestation einfach los und denken nicht weiter über sie nach, oder Sie bekräftigen Ihre Manifestation weiter durch positive Gedanken / Gefühle / Visualisierungen.

Partnerschaft

Am Beispiel Partnerschaft möchte ich näher darauf eingehen, wie präzise man sein sollte. Eine Klientin wollte zum Beispiel, dass ihr Partner eigenständig sein möge, damit sie auch weiterhin mit ihrem Freundeskreis Kontakt pflegen könnte. Sie würde ihn anfangs gern drei bis vier Mal in der Woche sehen und später mit ihm zusammenziehen. Für eine andere Frau war es wichtig, dass der neue Partner ihr intellektuell gewachsen und spirituell interessiert sei, eine ähnliche berufliche Tätigkeit wie sie ausübte und sportlich sei. Wenn eine Frau schon Kinder hat, wünscht sie sich vermutlich, dass der Partner auch ein gutes Verhältnis zu ihren Kindern aufbauen kann.

Dennoch wird man oft genug den Partner bzw. die Partnerin anziehen, der oder die am besten zur eigenen Reife, den eigenen, auch häufig noch ziemlich unbewussten Mustern passt. Es geht immer um Weiterentwicklung. Ein Beispiel:

Jemand wünscht sich eine verbindliche Partnerschaft voller Nähe und Wärme. Er oder sie hat aber aufgrund von Kindheitserfahrungen noch das unbewusste Bedürfnis, sich zu schützen. Dann ist die Wahrscheinlichkeit sehr hoch, dass dieser Mensch einen Partner anzieht, der dieses Muster bestätigt und ebenfalls eher distanziert ist. Manchmal kommt jedoch auch der »Wunschpartner«, die »Wunschpartnerin«, aber man hält das noch gar nicht aus. Dann kann es sein, dass die Beziehung von demjenigen, der diesen Wunsch ursprünglich einmal ausgesandt hat, unter fadenscheinigen Gründen vorzeitig beendet wird. Die bessere Alternative wäre es, an den eigenen Mustern zu arbeiten und sich nochmals auf die Forschungsreise zu begeben.

Der Theta-Befehl zur Manifestation einer Partnerschaft lautet:

»Schöpfer von allem, was ist, ich befehle jetzt die Manifestation meines neuen Partners, mit folgenden Eigenschaften: …
Zu meinem höchsten und besten Wohl. Danke! Es ist getan. Es ist getan. Es ist getan.«

Job und Arbeit

Zu Job und Arbeit auch noch einige weiterführende Hinweise: Nehmen wir an, eine Frau will als Lehrerin arbeiten. Hier wären jetzt folgende Überlegungen wichtig:

- Soll es eine staatliche, »normale« Schule sein, eine Montessori-Schule, eine Waldorfschule ...?
- An welchem Ort, in welchem Stadtteil?
- Wie sollen die Kinder sein – aufgeschlossen, multikulti ...?
- Was wünsche ich mir von den Eltern – Engagement ...?
- Wie soll die Schulleitung sein – fortschrittlich, alternativen Lernmethoden gegenüber offen ...?
- Wie soll die Klassenstärke sein, wie groß die Schule an sich?
- Was wünsche ich mir von den Kolleginnen / Kollegen – freundschaftliche Beziehungen, kollegiale Teamfähigkeit ...?
- Wie viele Unterrichtsstunden will ich halten?
- Welches Gehalt stelle ich mir vor?
- Zu welchem Zeitpunkt soll die neue Tätigkeit beginnen?

Der Theta-Befehl zur Manifestation einer Arbeitsstelle:

> »Schöpfer von allem, was ist, ich befehle jetzt die Manifestation von ... *(konkrete Benennung der neuen Arbeitsstelle)* für ... *(Zeitpunkt).* Zu meinem höchsten und besten Wohl. Danke! Es ist getan. Es ist getan. Es ist getan.«

Wohnsituation

Auch im Zusammenhang mit der Wohnsituation geht es darum, herauszufinden, was mir wichtig ist, und es zu konkretisieren. Bitte schränken Sie sich in Ihrer Manifestation nicht von vornherein ein, weil Sie denken, dass z. B. im »Wunschstadtteil«, wo angeblich nur wohlhabende Leute wohnen, eine Wohnung zu dem für Sie bezahlbaren, realistischen Mietpreis gar nicht zu bekommen sei.

Klären Sie für sich die Rahmenbedingungen ab:

- Wie viele Quadratmeter soll die neue Wohnung haben?
- Welcher Mietpreisbereich ist denkbar?
- Mit Einbauküche, Wannenbad, Balkon oder Garten?
- Aus welchem Belag sollen die Böden sein – Parkett, Teppich, weitere Ausstattungsdetails, die Sie sich wünschen?
- Lage der Wohnung im Ort bzw. in der Stadt, Stadtrandgebiet?
- Im Grünen oder lieber verkehrsgünstig, oder beides?
- Wie sollen die Nachbarn sein – ruhig, freundlich …?

Die Liste lässt sich natürlich beliebig fortsetzen, aber bleiben Sie im realistischen Rahmen, und prüfen Sie immer wieder die Übereinstimmung mit Ihrem Seelenplan.

Der Theta-Befehl zur Manifestation der Wohnsituation:

> »Schöpfer von allem, was ist, ich befehle jetzt die Manifestation von … *(Wohnsituation konkret benannt) für … (Zeitpunkt).* Zu meinem höchsten und besten Wohl. Danke! Es ist getan. Es ist getan. Es ist getan.«

Veränderung von Glaubenssätzen

Glaubenssätze und Kernüberzeugungen können durch Theta-Balance herausgefunden und aufgelöst werden und danach durch angemessenere, lebensbejahendere und gesündere Glaubenssätze und / oder Kernüberzeugungen ersetzt werden.

Zur Erinnerung: **Glaubenssätze** sind Überzeugungen über mich und die Welt um mich herum. Sie bilden sich primär in der Kindheit, bestimmen unsere Realität und sind quasi unsere »Rasterbrille«, durch die wir uns und die Welt wahrnehmen und im Gegenzug wieder kreieren. Glaubenssätze können positiv und unterstützend oder negativ und blockierend für unser Leben sein. Deshalb lohnt es sich, die herauszufinden, die für unser Leben bestimmend und maßgeblich tief in unserem Innern verankert sind.

Unser Leben wird oftmals beherrscht von einer großen Anzahl unreflektierter und oftmals verborgener Glaubenssätze. Um nicht jeden einzelnen herausfinden und auflösen zu müssen, ist es wesentlich, jeweils den Schlüsselglaubenssatz, auch **Kernüberzeugung** genannt, eines Problems herauszufinden. Dann lösen sich automatisch alle Glaubenssätze auf, die im Nachzug daraus entstehen konnten.

Der Klient entscheidet: Entweder kann der Therapeut, ohne weitere Informationen über den Klienten, im Theta-Zustand »nachschauen«, welche Glaubenssätze auftauchen. Oder der Therapeut fragt im Theta-Zustand sofort nach der Kernüberzeugung / dem Schlüsselglaubenssatz.

Mit der Basisübung, die ich in Kapitel 9 vorstelle, kann der Leser auch selbständig versuchen, seine Glaubenssätze hellhörig oder -sichtig in Erfahrung zu bringen und im weiteren Schritt diese durch positive, lebensbejahendere Glaubenssätze ersetzen zu lassen.

Im Theta-Zustand kann auch der Schöpfer von allem, was ist, gefragt werden, welche neuen Glaubenssätze gut für Sie und Ihr Leben wären. Sie können sich diese dann selbst herunterladen.

Es ist allerdings recht selten, dass Sie ausschließlich mit Hilfe eines Buches hellsichtig und -fühlig arbeiten können. Probieren Sie es dennoch einfach aus. Experimentieren Sie ein wenig. Wenn Sie Gefallen an der Methode gefunden haben, können Sie sich immer noch einen guten Therapeuten suchen, von dem Sie dann konkrete Veränderungen vornehmen lassen.

Die Veränderung von Glaubenssätzen geht in mehreren Schritten vor sich. Zunächst lassen Sie sich die Glaubenssätze lediglich anzeigen.

Der Theta-Befehl zur Anzeige von Glaubenssätzen:

> Schöpfer von allem, was ist, ich befehle jetzt, zeige mir alle Glaubenssätze zu … *Problem xy (z. B. Geld, Beziehungen, Erfolg, Arbeit etc.).* Danke! Es ist getan. Es ist getan. Es ist getan.

Wenn Sie allein arbeiten, bitte zunächst alle gezeigten Glaubenssätze lediglich aufschreiben! Dann geht es weiter.

Der Theta-Befehl zum Löschen der alten Glaubenssätze:

Schöpfer von allem, was ist, ich befehle jetzt, den Glaubenssatz / die Glaubenssätze … *xy* bei mir auf allen Ebenen zu entfernen, ins göttliche Licht zu bringen, dort zu transformieren und durch Licht und Liebe zu ersetzen. Danke! Es ist getan. Es ist getan. Es ist getan.

Jetzt lassen Sie sich die neuen Glaubenssätze anzeigen:

Der Theta-Befehl zur Anzeige der neuen Glaubenssätze:

Schöpfer von allem, was ist, ich befehle jetzt – zeige mir alle neuen, positiven Glaubenssätze, die ich in mein System laden soll und die meinem höchsten und besten Wohl dienen. Danke! Es ist getan. Es ist getan. Es ist getan.

Bitte wieder die neuen, positiven Glaubenssätze aufschreiben! Und dann können im letzten Schritt die neuen Glaubenssätze ins System heruntergeladen werden.

Der Theta-Befehl zum Download der neuen Glaubenssätze:

Schöpfer von allem, was ist, ich befehle jetzt den Download folgender neuer Glaubensätze / des neuen Glaubenssatzes … *xy* in mein System, in alle Ebenen. Danke! Es ist getan. Es ist getan. Es ist getan.

Die Vorgehensweise, wie Glaubenssätze durch Theta-Balance verändert werden können, habe ich hier bewusst sehr ausführlich und kleinschrittig dargestellt. In der Sitzung fasst der Therapeut wahrscheinlich alle obigen Befehle zusammen. Für den Anfänger ist jedoch ein langsames und sauberes Arbeiten sinnvoller. Zu jeder Zeit sollte man nachvollziehen können, was wann heruntergeladen wurde. Nur so kann man Veränderungen wirklich nachvollziehbar gestalten und seine eigenen Erfolge protokollieren.

Arbeit mit Kernüberzeugungen

Alle genannten Befehle lassen sich auch zum Herausfinden der alten Kernüberzeugung und zum Download einer neuen verwenden! Bitte nur die Worte Glaubenssatz und Kernüberzeugung austauschen.

Da ich die Arbeit mit Kernüberzeugungen sehr spannend finde, möchte ich an dieser Stelle genauer auf die Thematik eingehen und eine Übung darstellen, wie auch unabhängig von Theta-Balance die Kernüberzeugung zu einer Thematik oder die wichtigste Kernüberzeugung in meinem Leben herausgefunden werden kann. Das ist vor allem für diejenigen interessant, die im Theta-Zustand noch nicht hellsichtig und -hörig sind.

Kernüberzeugungen liegen den »normalen« Glaubenssätzen zugrunde, sie sind jedoch meist nicht so offensichtlich, sondern eher verborgen, eben weil sie noch tiefer liegen als »normale« Glaubenssätze.

Ein Beispiel wäre: »Wenn ich in meine Kraft und Größe

gehe, dann verliere ich die Zuneigung anderer Menschen und werde für immer einsam und verlassen sein.«

Ein zweites Beispiel: »Ich muss vor anderen Menschen auf der Hut sein, weil sie mich sonst auslachen könnten. Dann versinke ich vor Scham in den Boden und habe das Gefühl, vernichtet zu sein«.

Ein drittes Beispiel: »Wenn ich mich zeige, dann hält mich keiner aus, dann verliere ich meinen Partner und falle vernichtet in die Bodenlosigkeit.«

Gerade im letzten Beispiel wird durch die Wortwahl deutlich: Es geht um eine existenzielle Bedrohung. »Vernichtet« impliziert ganz klar Tod, Zerstörung, das Schlimmste, was vorstellbar wäre. Eine negative Kernüberzeugung erkennt man genau daran: Sie muss eine existenzielle, bedrohliche Komponente enthalten, sonst handelt es sich nicht um eine Kernüberzeugung.

Diese Bedrohung muss energetisch geladen sein, das heißt, hat man seine Kernüberzeugung gefunden, so wird man das unmittelbar beim Lesen bzw. Wahrnehmen erfahren. Dem einen »stellen sich die Nackenhaare auf«, dem anderen »fährt es eiskalt den Rücken hinunter«, das heißt, man muss emotional betroffen sein. Eine Kernüberzeugung darf nie lau und kraftlos herüberkommen, dann ist es keine. Am besten lassen sich Kernüberzeugungen zu zweit, mit einem Übungspartner, herausfinden. Dieser kann dann unabhängig noch einmal die Stimmigkeit der herausgefundenen Kernüberzeugung erspüren und erfragen.

Negative Kernüberzeugungen entstehen immer in der Kindheit! Es gibt jedoch auch die Annahme, dass wir mit bestimmten Kernüberzeugungen, je nach Charakterfixierung, geboren werden. Sie begleiten uns von dieser Zeit an. In den meisten Fällen haben wir überhaupt keine Idee davon. Sie spiegeln aber unsere größten Ängste und bilden damit unsere größten Blockaden im Leben.

Wenn wir uns noch einmal das dritte Beispiel anschauen, dann war die Angst in der Kindheit, aus der die Kernüberzeugung entstanden ist, möglicherweise folgende: »Wenn ich mich zeige, dann verlassen mich meine Eltern …« Also wird das Kind im späteren Leben nichts tun, was eine Katastrophe im Sinne dieser Kernüberzeugung auslösen würde. Ist das Kind erwachsen, wird es sich weiterhin angepasst verhalten, in der Partnerschaft, aber auch in anderen sozialen Beziehungen, und nie zeigen, wer es wirklich ist.

Sie können auf folgendem Weg, unabhängig von Theta-Balance, versuchen, Ihre Kernüberzeugungen herauszufinden:

Stellen Sie sich das Szenario vor: »Wenn ich … dann …« – »Wenn ich xyz tue oder bin, dann …« Sie bauen also ein potenzielles »Katastrophenszenario« auf, wie es in dem Beispiel oben anklingt. Es geht dabei wirklich um das, was Ihr persönlicher emotionaler »Super-GAU« wäre. Denn wenn jemand sagt: »Wenn ich meine Meinung äußere, dann verliere ich meinen Job«, dann kann das im Einzelfall zwar durchaus eine Katastrophe bedeuten, es fehlt jedoch die existenziell bedrohliche Dimension. Die phantasierte existenzielle Bedrohung ist nicht groß genug.

Die Formulierung »Wenn ich … dann …« soll also dazu einladen, eine Kernüberzeugung zu entdecken, die wirklich »ans Eingemachte« geht, die sich tatsächlich wie eine »Vernichtung« anfühlt. Erst wenn Sie an diesem Punkt angekommen sind, ist eine Kernüberzeugung gefunden worden.

Um die negative Kernüberzeugung zu entdecken, bieten sich folgende Hilfsfragen und -sätze an:

»Was befürchtest du?«

»Ich darf nicht ...«

»Ich kann nicht ...«

»Ich muss ...«

Malen Sie sich die »Katastrophe« aus, die sich in der schlimmsten Vorstellung einstellen könnte. Gibt es noch etwas Schlimmeres? Dann machen Sie weiter, Sie sind noch nicht am Ziel.

Haben Sie für sich Ihre Kernüberzeugung identifiziert, dann können Sie, um einen gefühlsmäßigen Bezug dazu zu bekommen, noch tiefer einsteigen. Auch diese Übung können Sie alleine oder noch besser mit ihrem Übungspartner machen. Sagen Sie sich oder Ihrem Übungspartner mehrfach Ihre Kernüberzeugung, mit aller Präsenz und Aufmerksamkeit, die Sie aufbringen können. Seien Sie ganz gewahr, welche Gefühle dabei aufsteigen wollen. Sind Sie vielleicht traurig, wütend oder haben Angst? Finden Sie nun intuitiv eine Körperhaltung, die Ihre Kernüberzeugung und alle damit verbundenen Gefühle ausdrückt. Bleiben Sie in dieser Haltung, und spüren Sie noch einmal ganz genau nach, was Ihre Kernüberzeugung mit Ihnen macht. Spüren Sie Enge? Nehmen Sie Ihre Umwelt wahr, oder sind Sie ganz eingesunken in sich selbst? Verstecken Sie sich? Und so weiter ...

Warum dieser Stress? Die Antwort ist genauso einfach wie einleuchtend: Die negative Kernüberzeugung blockiert und behindert ein freudvolles, erfolgreiches und glückliches Leben. Es lohnt sich also, diese herauszufinden, auch wenn es Mühe macht. Die Körperübung soll dazu dienen, noch mehr zu fühlen, was die Kernüberzeugung bewirkt: wie sie die Wahrnehmung einschränkt, das Wachstum und die Freiheit.

Haben Sie nun erfahren, welche ganz konkreten, erspürbaren Auswirkungen Ihre Kernüberzeugung auf Sie hat, dann können Sie sich ganz in Ruhe hinsetzen und überlegen, welche neue Kernüberzeugung angemessener, gesünder und für Sie förderlicher wäre. So könnte die neue Kernüberzeugung zu Beispiel 3 lauten: »Ich kann offen sein, mich zu zeigen, und möchte riskieren, was auf mich zukommt. Wenn ich Schutz brauche, darf ich ihn mir nehmen.«

Auch hier gilt: Die entsprechende neue, unterstützende Kernüberzeugung muss man sich individuell erarbeiten. Nach meiner Erfahrung gibt es hier keine Schablonen, die für alle Menschen und in alle Lebensumstände passen. Vereinfacht wird das Ganze auch hier durch die Zusammenarbeit, das Feedback mit einem Übungspartner.

Ist die neue Kernüberzeugung gefunden, darf ausprobiert werden, wie sie sich anfühlt, was sie auslöst. Stellen Sie sich alleine oder vor Ihren Übungspartner hin, und sprechen Sie Ihre neue Kernüberzeugung mehrmals laut aus, mit voller Präsenz. Nehmen Sie anschließend eine dazu passende Körperhaltung ein, die Ihnen spontan und intuitiv einfällt. Hier hilft es häufig, für kurze Zeit die Augen zu schließen, um in die Körperhaltung hineinzufinden. Beobachten und erfühlen Sie anschließend wieder mit geöffneten Augen, wie es Ihnen mit der neuen Körperhaltung geht. Überprüfen Sie, inwieweit in der Haltung oder auch am Satz selbst noch etwas verändert werden muss, bis sich beides gut und kraftvoll anfühlt.

Wiederholen Sie Ihre neue Kernüberzeugung inklusive der Körperhaltung in den nächsten Tagen so oft wie möglich. So können Sie Ihre neue Überzeugung in Ihr System integrieren und im Körperbewusstsein verankern.

7
Theta-Balance und andere therapeutische Methoden

Wie schon erwähnt, arbeite ich neben Theta-Balance auch mit verschiedenen anderen Methoden. Da diese Methoden sich in der Praxis oft ganz hervorragend ergänzen, möchte ich diese kurz darstellen und dem Leser drei weitere Übungen aus diesem Methodenrepertoire zum Kennenlernen ans Herz legen. Diese Übungen lassen sich sehr gut alleine zu Hause machen. Ihnen gemeinsam sind eine hohe Effizienz und nachhaltige Wirksamkeit.

Seit 2002 arbeite ich in meiner eigenen Praxis mit Neurolinguistischem Programmieren (NLP), Familien- und Organisationsaufstellungen und mit Ritualarbeit. Hinzu kam 2009 noch die Fortbildung in »Tiefenpsychologisch fundierter und existenziell orientierter Psychotherapie« nach meinem spirituellen Lehrer, dem in Berlin ansässigen Psychotherapeuten Christian Meyer.

Theta-Balance und NLP

Das Neurolinguistische Programmieren, zumeist kurz NLP genannt, entstand in den 1970er Jahren. Begründet wurde es von John Grinder und Richard Bandler (USA).

»Neuro« leitet sich daraus ab, dass wir die Welt durch unsere fünf Sinne Sehen, Hören, Fühlen, Schmecken und Riechen wahrnehmen. Unser gesamtes Verhalten baut sich auf diesen neurologischen Prozessen auf.

Mit »linguistisch« ist gemeint, dass wir unsere Sprache benutzen, um unsere Gedanken und unser Verhalten zu strukturieren und mit anderen zu kommunizieren.

Mit »Programmieren« werden die Wege bezeichnet, die wir benutzen können, um unsere Gedanken und unser Verhalten so zu strukturieren, dass sie Ergebnisse erreichen.

Wir erleben eine Welt unendlicher Sinneseindrücke durch die Filter unserer einzigartigen Wahrnehmung aus Werten, Interessen, Glaubenssätzen, Einstellungen und Annahmen. Jeder von uns hat sein Modell der Welt. All das bildet unseren Verhaltensrahmen, innerhalb dem wir uns sehr begrenzt bewegen.

Stark vereinfacht kann man auch sagen, dass unser bisheriges Leben, insbesondere unsere Kindheit, eine Art Computerprogramm geschrieben hat. Dieses Programm läuft nun relativ unbewusst ständig in uns ab. Gerade wenn unsere Kindheit weniger ideal war, ist dieses Computerprogramm ebenfalls nicht optimal; wir sind also durch dieses Programm in unserer Wahrnehmung und unserem Verhalten eingeschränkt. NLP bietet nun ganz wunderbare und effiziente Techniken, um dieses Computerprogramm »umzuschreiben«, so dass es für uns mit weniger Fehlern und entsprechend unserer tatsächlichen Möglichkeiten läuft. Dazu werden, im Unterschied zur Gesprächstherapie, alle fünf Sinne benutzt. Das hat den enormen Vorteil, dass ich tatsächlich in der Tiefe etwas verändern kann und nicht nur an der Oberfläche bleibe. Das ist logisch, denn will ich eine Veränderung meiner neuronalen Bahnen und nehme ich als Mensch mit meinen fünf Sinnen wahr, dann muss ich diese in der therapeutischen Arbeit ebenfalls einbeziehen und mit ihnen arbeiten.

Zwei spezielle Techniken aus dem NLP sind die »Time-Line-Technik« und die »Phobie-Technik«. Mit ihrer Hilfe lassen sich, ähnlich wie bei der Theta-Balance, sehr schnell die Ursachenpunkte für problematisch erlebtes Verhalten finden und verändern. Der Unterschied zur Theta-Balance liegt aber darin, dass der Klient unter meiner Anleitung die Prozesse selbst durchläuft. Das heißt, er geht z. B. auf der Time-Line in die Vergangenheit zurück und findet das Kindheitserlebnis, das seine gegenwärtigen Probleme auslöst. Er »schreibt« dieses Kindheitserlebnis selbst um und versorgt sein »Inneres Kind« nach. Ich begleite und unterstütze ihn dabei nur; die Arbeit macht er selbst. Das hat den enormen Vorteil, dass der Klient das Gefühl hat, es »selbst« gemacht zu haben, selbständig etwas verändert zu haben. Er erfährt am eigenen Leib, dass durch ihn selbst und seine Kraft, seine eigenen Fähigkeiten, Heilung möglich ist. Das ist häufig sehr wichtig – der Klient muss erfahren: »Ja, ich kann es, nein, ich bin nicht ausgeliefert.« Das nimmt Angst, führt zu Souveränität und wird als Ressource wahrgenommen und abgespeichert. Es ist ein großer Unterschied, ob, wie im Fallbeispiel Torsten, dieser noch einmal selbst alle seine schmerzhaften und schwierigen Kindheitserlebnisse durchläuft und sie aus eigener Kraft verändert und damit seine Prüfungsangst verliert, oder ob ich das als Therapeut für ihn ausführe.

Hier folgt eine kleine Übung, um selbst einmal mit dem eigenen »Inneren Kind« in Kontakt zu kommen. Alle Übungen sind in der persönlichen »Du-Form« gehalten, da sich der Übende damit näherkommt und besser mit der Übung identifizieren kann. Ausgangspunkt für diese Übung ist, dass Sie wirklich Interesse daran haben, Kontakt zum Inneren Kind aufzunehmen, dass Sie es wirklich kennenlernen wollen. Nicht nur, weil es einen wesentlichen Teil Ihrer Persönlichkeit darstellt, der für Sie vielleicht noch recht unbekannt, aber für Ihre Ganzheit als Mensch essenziell ist. Sondern auch, weil Sie vielleicht den Verdacht oder das Wissen haben, dass in Ihrer Kindheit einiges schiefgelaufen ist und dass es in Ihnen noch einigen Kinderschmerz und Kinderwunden gibt. Der Kontakt mit dem Inneren Kind lohnt sich also, wenn Sie heiler und vollständiger werden wollen und wirklich über alle Ressourcen und Fähigkeiten verfügen wollen, die in Ihnen stecken.

Im Grunde gibt es zwei Möglichkeiten der Kontaktaufnahme. Über Visualisierung oder indem man stellvertretend für das Innere Kind eine Puppe oder ein Plüschtier auswählt. Entscheiden Sie spontan, was Ihnen eher liegt.

Kontaktaufnahme über Visualisierung

Setz dich bequem hin, am besten auf einen Platz, von dem aus du leicht auf eine Wand in deinem Zimmer schauen kannst, am besten eine Wand, die weiß oder zumindest ohne Muster und Bilder ist. Eine Tür, manchmal auch das Fenster lassen sich genauso gut verwenden. Wichtig ist eine neutrale Fläche.

Nun stellst du dir vor, wie deine Wand eine Art Leinwand bildet, wie im Kino. Bitte dein Inneres Kind, nun dort zu erscheinen. Du kannst ruhig laut mit ihm sprechen. Schau dir so genau wie möglich an, was auf dem Bild zu sehen ist.

› *In welcher Umgebung befindet sich das Kind?*

- *Ist es alleine oder mit anderen Menschen zusammen?*
- *Was macht es genau?*
- *Wie sieht es aus – wie sind der Gesichtsausdruck und die Körperhaltung?*
- *Was fühlt es wohl?*

Jetzt kannst du dir überlegen: Was braucht dieses Kind wohl? Liebe, Sicherheit, Schutz, Urvertrauen, gehalten werden, Geborgenheit? Dann fragst du dich, wie kann es das bekommen?

Wenn du schon so weit bist, in Theta zu gehen, kannst du all diese Gefühle einfach für das Kind »herunterladen«. Auf der Leinwand verfolgst du mit, wie sich das Kind verändert, ob es ihm besser geht usw.

Eine weitere Möglichkeit ist, sich zu jedem einzelnen notwendigen Gefühl zu überlegen: Wie kann dieses Gefühl, z. B. die Gelassenheit, zum Inneren Kind kommen? Hier sind deiner Phantasie keine Grenzen gesetzt. Alles, was dir in den Sinn kommt und sich stimmig anfühlt, kannst du tun. Wichtig ist dabei immer der erste Impuls, den du hast, denn er kommt aus deiner Intuition, und damit liegst du in jedem Fall richtig. Du kannst …
… Farben schicken
… ein Tier neben das Kind stellen, das Geborgenheit vermittelt
… Engel schicken
… Fabelwesen schicken
… Pflanzen schicken
… ein Bettchen mit Himmel bauen
Oder was immer dir einfällt.

Du solltest erst dann aufhören, das Kind nachzuversorgen, wenn es ihm richtig gut geht und du die Veränderung in den Bildern auf der Leinwand sehen und körperlich auch spüren kannst.

Als weiteren Schritt fragst du dein Inneres Kind (am besten sogar laut), ob es mit dir reden will und was es von dir braucht, ob es irgendwelche Wünsche hat. Vielleicht möchte es von dir im Arm gehalten werden, dann nimmst du es in deiner Vorstellung in den Arm, vielleicht möchte es schaukeln gehen, ein Eis essen oder ein Tier streicheln. Dann tust du das auch wirklich später in deinem realen Leben. Wichtig ist, dass du es ernst nimmst und ihm das ganz klar signalisierst und auch sagst (wähle deine eigenen Worte): »Mein liebes Kind, ich habe dich so lange alleingelassen und mich nicht um dich gekümmert. Nun bin ich für dich da. Ich verspreche dir, von jetzt an immer für dich da zu sein und für dich zu sorgen.« (Dieses Versprechen ist wichtig, denn damit versprichst du dir, als fünfzigjährige / r »Eva / Hans«, im Grunde, von nun an immer für dich selbst da zu sein und dich um dich selbst zu kümmern.)

Wesentlich ist nun, dass du dir von jetzt an über einen gewissen Zeitraum täglich die Zeit nimmst, ein bis zwei Mal pro Tag mit deinem Inneren Kind zu reden, es zu fragen, wie es ihm geht oder was es braucht. Du kannst dir auch vorstellen, wie du am Abend, wenn du schlafen gehst, das Kind in den Arm nimmst, es festhältst und streichelst und mit ihm einschläfst.

Auf diese Weise kann man mit einem geringen Aufwand einen enormen Effekt für sich selbst erwirken. Man entdeckt ungelebte Seiten, Wünsche und Eigenschaften an sich, die, wenn man ihnen folgt, das Leben um vieles heiler, reicher und interessanter machen können. Auf einmal mögen alte Kindheitsträume auftauchen: einmal nur auf einem Segelboot um die Welt fahren! Nehmen Sie sich Raum und Zeit dafür, es muss nicht gleich die Weltumseglung sein, häufig reicht ein Segelkurs auf dem nächsten Binnengewässer, um sich plötzlich ganz reich, satt und glücklich zu fühlen, um auf einmal ganz anders auf das sonst so anstrengende Leben zu schauen.

Gehen Sie über Ihre angeblich so wichtigen, eng gesteckten Grenzen hinaus und probieren es aus. Es lohnt sich, gerade weil unsere Grenzen häufig genug gar nicht von uns, sondern von unseren Eltern in unserer Kindheit gesteckt wurden und heute gar nicht mehr passend sind.

Auf diesem Weg erwartet Sie vielleicht auch manch alter Schmerz, den es noch zu fühlen gilt, aber mit jeder Erkenntnis kann endlich genauso viel Freude und Lebendigkeit gelebt werden.

Die Kontaktaufnahme über eine Puppe oder ein Plüschtier ist für manche Menschen einfacher, da scheinbar realer. Hier visualisieren Sie nicht, sondern benutzen quasi eine Art Stellvertreter, nämlich die Puppe / das Plüschtier, für das Innere Kind. Diesen Stellvertreter können Sie dann auch ganz echt im Arm halten und anfassen, mit ihm reden. Deshalb ist es gut, wenn Sie dafür keine alte Kindheitspuppe aus der Kiste im Keller nehmen, sondern sich eine völlig neue und damit auch neutrale, nicht mit alten Gefühlen behaftete Puppe kaufen, die sich gut als Projektionsfläche eignet. Die Puppe / das Plüschtier soll zu Ihrem Gefühl Ihres Inneren Kindes passen. Vielleicht wählen Sie eine frech aussehende Puppe oder eine lustige oder eine melancholische oder, oder … Folgen

Sie auch hier Ihrer Intuition und nicht Ihrem Verstand, der vielleicht sagt: »Na so ein Quatsch, so viel Geld für so eine doofe Puppe.« Wenn Sie so denken, unterdrücken Sie bereits an dieser Stelle das Innere Kind und gehen wieder in eine der elterlichen Rollen. Es geht hier um Sie selbst und Ihre innere Heilung, letztlich um Ihr Leben. Und damit geht es immer auch um die Frage, ob Sie es sich wert sind.

Im weiteren Verlauf verfahren Sie mit der Puppe / dem Plüschtier wie bei der Visualisierung. Sie fragen, wie es ihr geht, was sie braucht, beschützen sie etc. Nicht vergessen: Dadurch, dass die Puppe als ein Stellvertreter für einen wichtigen Anteil von Ihnen fungiert, nämlich für das Innere Kind, heilen Sie sich innerlich automatisch selbst. Trösten Sie die Puppe, fühlen Sie in sich selbst diesen Trost.

Theta-Balance und Familienaufstellung

Die Technik der systemischen Aufstellungen ist aus den familientherapeutischen Arbeiten von J. Moreno, Virginia Satir, Bert Hellinger und vielen anderen entstanden. Ganz grob betrachtet besagt sie, dass wir Menschen als soziale Wesen von Systemen umgeben und Teil von ihnen sind – Familie, Kita, Schule, Berufsgruppe, Freundeskreis, Sportverein, Firma und so weiter. Innerhalb dieser Systeme bewegen wir uns und leben wir.

So wie die Physik ihre eigenen Gesetzmäßigkeiten hat, so haben auch Systeme ihre eigenen Gesetzmäßigkeiten, nach denen sie funktionieren. Das bedeutet, dass unsere Systeme nicht nach unseren persönlichen Wünschen und unserem bewussten Willen funktionieren, sondern wie *sie* wollen. Systeme können uns unterstützen und glücklich machen, sie können uns aber auch fordern und unser selbstbestimmtes Handeln und Erleben einschränken.

Systeme haben die Macht, dass wir Gefühle fühlen, die nicht unsere eigenen sind; sie können dazu führen, dass wir aus Loyalität zu einem Familienmitglied auf eigenes Glück im Leben verzichten oder als Stellvertreter fremde Schicksale nachahmen. Dessen sind wir uns in den meisten Fällen nicht bewusst. Dementsprechend können wir uns daraus nicht befreien.

Familienaufstellungen machen die Gesetzmäßigkeiten in einer Familie sichtbar und zeigen, worum es in einer Familie im Konkreten geht, von wem wir Gefühle oder Aufträge übernehmen, wessen Leben wir stellvertretend leben und so fort. Damit werden nachhaltige Veränderungen und Lösungen möglich.

Die Familienaufstellung bietet die Möglichkeit, durch gezieltes Aufstellen von sogenannten Stellvertretern die Gesetzmäßigkeiten und Verstrickungen in einer Familie zu erkennen. Als »Stellvertreter« für die Familienmitglieder, um die es geht, können Menschen, Karten, Kissen oder auch kleine Figuren dienen.

Bei einer Familienaufstellung in der Gruppe wählt der Klient, der sein Problem aufstellt, oder der leitende Aufsteller intuitiv einen Stellvertreter für Mutter, Vater, Ehepartner, Kind usw., also für die Familienmitglieder, um die es geht. Sind diese eigentlich fremden Menschen als Stellvertreter aufgestellt, nehmen sie exakt die Gefühle, das Erleben desjenigen wahr, den sie vertreten. Der Stellvertreter ist quasi an das System desjenigen, den er vertritt, angeschlossen. Das mutet seltsam an, scheint aber durch die morphogenetischen

Felder möglich zu sein. Allein durch die Art und Weise, wie die aufgestellten Familienmitglieder zueinander stehen, und an ihren Gefühlen und ihrem Verhalten lässt sich deutlich erkennen, was in der aufgestellten Familie in der Schieflage ist, was nicht funktioniert.

In einer Familie müssen Gesetzmäßigkeiten beachtet werden, damit sie harmonisch funktionieren kann. Hier die wichtigsten Eigenschaften:

Die Zugehörigkeit

Jeder Mensch gehört durch seine Geburt einer bestimmten Familie an, und zwar bis über seinen Tod hinaus. Diese Zugehörigkeit ist keine freiwillige Entscheidung und auch nicht auflösbar. Das heißt, wir werden immer die Kinder unser Eltern sein, ob uns das gefällt oder nicht. Alle Familienmitglieder müssen ihren Platz im System haben, nur dann kann es funktionieren. Wird ein Familienmitglied ausgeschlossen, zum Beispiel weil es etwas Schreckliches getan hat oder weil es anders ist als die übrigen Familienmitglieder, dann ist im System ein Platz nicht mehr besetzt. Damit ist die Struktur der Familie gestört, und das System versucht, einen Ausgleich zu schaffen. Das geschieht dadurch, dass ein Nachgeborener diesen leeren Platz einnimmt. Dieser Nachgeborene weiß nicht von dem Ausgeschlossenen, und doch verkörpert er ihn mit ähnlichen Verhaltensweisen und Gefühlen. Der Nachgeborene lebt damit nicht sein eigenes Leben, sondern ein fremdes und dient dem Gleichgewicht des Systems. Die Lösung wäre jetzt, den Ausgestoßenen wieder zurück ins Familiensystem zu holen, so dass er dort seinen rechtmäßigen Platz einnehmen kann. Damit wäre der Nachgeborene wieder frei, sein eigenes Leben zu leben.

Die Ordnung

Damit das Familiensystem harmonisch funktionieren kann, muss eine »systemische Ordnung« eingehalten werden. Das heißt, jedes Familienmitglied muss den ihm zustehenden, richtigen Platz einnehmen. Dieser Platz hängt vom Zeitpunkt der Geburt ab, er fixiert eine Rangfolge der Generationen und des Alters. So haben die Älteren Vorrang vor den Jüngeren und damit auch andere Rechte und Pflichte. Wer zuerst da war, nimmt einen höheren Rang ein als derjenige, der später kommt. Verhält sich jedes Familienmitglied entsprechend seines Rangs, inklusive seiner Rechte und Pflichten, so ist das System harmonisch und funktioniert. In der Realität sieht das jedoch oftmals anders aus – so übernehmen häufig die Kinder die Probleme und Belange der Eltern, obwohl dies für sie schädlich ist und ihnen nicht zusteht. Gerade wenn die Eltern sich trennen, wird das Kind häufig in die Streitigkeiten hineingezogen oder übernimmt die Rolle des nicht mehr anwesenden Elternteils, sozusagen als Partnerersatz. Damit gerät das System in Unordnung.

Wohlgemerkt, das alles läuft häufig extrem unbewusst ab und ist keinem der Beteiligten klar. Es treten nur Symptome auf, beispielsweise Verhaltensauffälligkeiten oder nicht zum Kind gehörende Gefühle. Es geht dann neben dem Sichtbarmachen der »Unordnung« im System darum, die gesunde Ordnung des Systems wiederherzustellen. So würde das Kind wieder seinen ursprünglich vorgesehenen Platz als Kind übernehmen und die fälschlich übernommene Rolle und die dazugehörigen Pflichten abgeben. Der Erwachsene würde dann endlich den Platz ausfüllen, der ihm zugedacht ist, und seine Verantwortung für das übernehmen, was seines ist.

Geben und Nehmen

In Systemen müssen Geben und Nehmen immer im Gleichgewicht sein. Uns gegenseitig Aufmerksamkeit zu geben, Geschenke zu machen und Zeichen von Sympathie und Zuneigung zu übermitteln entspricht einem natürlichen, grundlegenden Bedürfnis. Es besteht eine ganz selbstverständliche Austauschbewegung. Wer etwas bekommt, gibt etwa gleich viel wieder zurück, wie er bekommen hat. Das trifft sowohl für Gutes als auch für Schlechtes zu. Das geht sogar so weit, dass eine Beziehung, in der dieser Austausch nicht stattfindet, zu Ende gehen muss.

In Familien gibt es diesen Ausgleich nur auf der Paarebene; nur das Paar ist sich vom Rang her ebenbürtig. Bei allen anderen Familienmitgliedern ist die Rangfolge entscheidend; so geben die älteren Kinder den jüngeren und die Eltern ihren Kindern immer mehr, als diese jemals zurückgeben können. Kinder können ihren Eltern niemals das zurückgeben, was sie ihnen gegeben haben. Der Ausgleich findet im Verhältnis zur vorhergehenden oder zur nächsten Generation statt: wenn die Kinder selbst zu Eltern werden oder wenn die Kinder für ihre Eltern da sind, wenn sie alt sind, und sie versorgen.

Die Paarbeziehung aber kann man sich wie ein Konto vorstellen, auf dem sich Haben und Soll die Waage halten müssen. So ist eine Beziehung gefährdet, wenn einer der Partner sich weigert, vom anderen zu nehmen. Das Gleiche gilt, wenn er zu viel nimmt. Wird die »Schuldenlast« auf einer Seite zu groß, kann der andere nicht mehr bleiben. So bringt es in einer Paarbeziehung auch nichts, eine schlimme Tat zu verzeihen, denn damit begibt sich der Verzeihende in eine überlegene Position. Besser ist es, die Tat durch eine angemessene Wiedergutmachung oder etwas nicht ganz so Schlimmes auszugleichen. Das hört sich für unseren Verstand vielleicht seltsam an, aber die Gesetze, die in Systemen gelten, sind, wie sie sind, auch wenn unser Verstand sie für unangemessen hält. Geschieht dieser Ausgleich, dann sind beide Partner wieder auf einer Ebene, haben sich nichts mehr vorzuwerfen und sind frei für ihre gemeinsame Zukunft. Ist ein echter Ausgleich nicht möglich, dann muss für das empfangene Geschenk gedankt und der Gebende gewürdigt werden.

Geschieht dieser Ausgleich nicht, dann übernehmen gerade und gerne die Kinder diesen stattdessen. Sie wollen ausgleichen, was gar nicht auszugleichen ist, sie nehmen vergangene Schuld auf sich, rächen Ungerechtigkeiten und schränken sich dadurch massiv in ihrem eigenen Leben ein. Das führt natürlich zu einer Störung im System.

Über diese Gesetzmäßigkeiten hinaus übernehmen Kinder in Familien gerne die Gefühle anderer Mitglieder. Das ist daran zu erkennen, dass das Kind zum Beispiel unter einer heftigen Traurigkeit leidet, die mit keinem aktuellen Ereignis zu erklären ist. Oder wir erleben als Erwachsene ein ständiges unerklärliches Gefühl von Nicht-Dazugehören. Dann kann sich herausstellen, dass wir dieses Gefühl zum Beispiel von den Großeltern übernommen haben, welche im Krieg vertrieben wurden.

Häufig werden Kindern von den Eltern oder Großeltern auch Aufträge erteilt, die meist unbewusst sind. So kann es ein nicht ausgesprochener Auftrag in einer Familie sein, dass es dem Kind im Leben nicht bessergehen darf als den Eltern.

So viel in Kürze zum Bereich der Familienaufstellung. Demjenigen, der mehr wissen möchte, seien die im Anhang verzeichneten Literaturhinweise zu empfehlen und der Besuch eines Aufstellungsseminars. Wobei ich hier aus eigener Erfahrung sehr kritisch bin. Wie berichtet, habe ich durch eine misslungene Familienaufstellung eine Retraumatisierung erlebt, die mein Leben dramatisch verändert und mich viel Lebenszeit gekostet hat. Ähnliche Erfahrung mussten leider auch andere Menschen machen. Das kann auch mit anderen Techniken passieren, aber die Familienaufstellung ist ein sehr mächtiges und dementsprechend sorgsam zu handhabendes Werkzeug. Darum prüfen Sie, bevor Sie sich und Ihre Familiensituation oder andere Dinge von einem fremden Therapeuten aufstellen lassen. Recherchieren Sie nach Erfahrungen von anderen, und lernen Sie den Aufsteller möglichst kennen, bevor Sie an etwas teilnehmen.

› Erkundigen Sie sich nach der psychologischen Vorbildung des Aufstellers. Ein Aufsteller sollte mindestens Heilpraktiker (Psychotherapie) sein und auch sonst in Heil- und Therapieverfahren ausgebildet sein.
› Besuchen Sie zunächst, bevor Sie ein Seminar buchen, einen offenen Abend des Aufstellers, und machen Sie sich ein Bild von seiner Arbeit. Die meisten Aufsteller bieten solche Abende an.
› Nehmen Sie wahr, wie achtsam der Aufsteller ist. Wie genau achtet er auf die Körpersprache des Klienten, wie intuitiv arbeitet er? Ist er vielleicht sogar hellsichtig? Sprechen Sie ihn darauf an, fragen Sie nach.
› Wie viel Berufserfahrung hat er?
› Bietet er nach der Aufstellung weiterführende Arbeit an, oder ist mit dem Seminar jegliche Zusammenarbeit beendet? Es ist manchmal so, dass nach der Aufstellung nachgearbeitet werden muss, weil noch etwas nicht abgeschlossen ist oder etwas »hochkommt« oder einfach noch Fragen offen sind. Seriöse Aufsteller bieten diese Möglichkeit an.

› Achten Sie darauf, ob der Aufsteller seine Stellvertreter wieder gut aus ihren Rollen entlässt. Das ist unglaublich wichtig! Sonst kann es passieren, dass ein Stellvertreter für einen Toten sich auch nach dem Seminar noch wie ein Toter fühlt. Es passiert sehr oft, dass Stellvertreter nicht ordentlich aus ihren Rollen entlassen werden und damit an das zu vertretende System / die Rolle angeschlossen bleiben.

Bestimmte Themen lassen sich nur mit Aufstellungsarbeit lösen und durch nichts anderes. Das Schöne bei Aufstellungen ist auch, dass alle anderen Personen, um die es geht, bei der Aufstellung gar nicht anwesend sein müssen, das Lösungsergebnis bei ihnen aber trotzdem eine zu eins ankommt und sich in ihrem verändertem Verhalten widerspiegelt.

Dazu einige Beispiele:

Vor einigen Jahren hatte ich einmal einen homosexuellen Klienten. Aufgrund seiner Homosexualität war der Kontakt zur Mutter massiv beeinträchtigt; sie hatten über Jahre nichts voneinander gehört. Der Klient litt sehr darunter. In der Aufstellung konnte ich hier lösend helfen. Ich sagte dem Klienten noch, dass es sein könne, dass die Mutter durch die Aufstellung in irgendeiner Art und Weise reagieren könne. Und tatsächlich: Kurz nach der Aufstellung meldete sich die Mutter postalisch das erste Mal wieder bei ihrem Sohn.

Mit den Familienaufstellungen konnte ich schon einigen Menschen sehr gut helfen. Besonders freute mich das in einem Fall, bei dem ich zweijährige Zwillinge betreute. Beide Kinder fielen durch extrem autoaggressives Verhal-

ten auf. Sie schlugen, wenn sie schlafen sollten, immer mit ihren Köpfen gegen ihre Bettchen. Nun kann man einem so kleinen Kind nicht einfach sagen: »Hör auf!«, oder es fragen, warum es das macht. Neben dem offensichtlichen pädagogischen Fehlverhalten der Eltern war klar, dass es noch andere Ursachen geben musste. So stellte ich die Zwillinge mit ihrer Familie auf. Schnell wurde ersichtlich, dass sie etwas trugen, was eigentlich mit dem Vater zu tun hatte. Ich durfte das auflösen, mit dem Erfolg, dass beide Kinder mit ihrem autoaggressiven Verhalten aufhörten. So etwas freut mich immer sehr und begeistert mich für meine Arbeit.

Genauso wie Familien können auch Organisationen, Firmen, Krankheiten, Themen wie Geld und Beruf und vieles mehr aufgestellt werden. Ich selbst arbeite aktuell mit Aufstellungen nicht in Gruppen, sondern mit Hilfe von Karten. Hier werden bunte Papierkarten als Stellvertreter eingesetzt. Der Unterschied besteht darin, dass der Klient selbst alle zu vertretenden Rollen als Stellvertreter einnehmen muss. Der Lösungseffekt ist jedoch der gleiche wie bei Aufstellungen mit Menschen.

Trotzdem ist es bei großen Themen nach meiner Ansicht besser, mit Menschen als Stellvertretern zu arbeiten. Denn nicht jeder Klient ist so klar und kann sich zum Einfühlen so frei machen, dass er tatsächlich über die Karten in die Rolle des Stellvertreters schlüpft. Außerdem werden bei Aufstellungen mit Menschen die Verstrickungen klarer, einfach durch die sehr präzisen und zum Teil auch dramatischen Äußerungen sowie durch das Verhalten und Fühlen der Stellvertreter.

Besonders wichtig ist es für jeden von uns, das Leben von den Eltern voll und ganz anzunehmen, auch wenn unsere Kindheit alles andere als ideal war. Es geht dabei nicht darum, etwas zu entschuldigen oder unter den Tisch zu kehren, was schlimm war. Es geht darum, dass wir uns, wenn wir uns von unseren Eltern abschneiden, von unseren Wurzeln und damit von unserer Kraft abschneiden. Damit können wir nicht kraftvoll und erfolgreich durchs Leben gehen. Lehnen wir unsere Eltern ab, dann lehnen wir faktisch auch uns selbst ab, weil wir eben aus und von unseren Eltern kommen. Ich kann mich nur selbst annehmen und lieben, wenn ich auch meinen Wurzeln zustimme und sie annehme. Man kann sich das auch so vorstellen: Wären die Eltern nicht genau so gewesen, wie sie waren, mit all ihren Fehlern und Vorzügen, hätten sie uns nicht zeugen können, und wir wären nicht auf der Welt.

Deshalb folgt hier eine kleine, aber sehr effiziente Übung, in der es darum geht, das Leben voll und ganz von den Eltern anzunehmen.

Vorbereitung:

› *Nehmen Sie sich drei Blatt Papier im Format A4. Das Papier darf schlicht weiß oder einfarbig sein.*
› *Schreiben Sie auf ein Blatt groß Ihren Vornamen und dann auf die anderen beiden Blätter jeweils Mama und Papa oder Mutti und Vati, je nachdem, wie Sie Ihre Eltern ansprechen.*
› *Legen Sie nun intuitiv (der erste Impuls, das erste Gefühl zählt) zuerst das eigene Blatt auf den Boden, irgendwo im Raum, wo es sich für Sie passend anfühlt. Dieses Blatt ist Ihr Stellvertreter, Ihre Position, auf die Sie sich gleich stellen.*
› *Nehmen Sie nun das zweite Blatt und legen es eben-*

falls intuitiv im Raum aus, so dass es für diese Position stimmig ist, Sie gleichzeitig aber auch mit der Position des Elternteils in Kontakt sind. Das Gleiche gilt für das dritte Blatt.

Ablauf:

› *Stellen Sie sich nun auf Ihr Blatt, auf Ihre Position. Nehmen Sie wahr, wie es sich anfühlt, Ihre Eltern vor sich zu haben. Nehmen Sie alle Gefühle voll und ganz wahr, und seien Sie mit Ihrer vollen Aufmerksamkeit und Präsenz da.*
› *Sprechen Sie jetzt als Erstes Ihre Mutter an: »Liebe Mama (oder Mutti oder …), danke, dass du mir das Leben geschenkt hast. Ich nehme jetzt mein Leben voll und ganz von dir an, mit allem, was dazugehört.« Stellen Sie sich vor, wie Sie sich wirklich, mit einer entsprechenden Handbewegung Ihrerseits, Ihr Leben von Ihrer Mutter geben lassen und es ganz in Ihr Herz nehmen. Bleiben Sie vollkommen wach und präsent, und fühlen Sie nach.*
› *Als Zweites folgt die gleiche Übung mit Ihrem Vater. Sie sagen wiederum: »Lieber Papa (oder Vati oder …), danke, dass du mir das Leben geschenkt hast. Ich nehme jetzt mein Leben voll und ganz von dir an, mit allem, was dazugehört.« Auch hier wieder: wach sein und das Leben ins Herz nehmen und nachspüren.*
› *Zum Abschluss entlassen Sie die Karten aus ihren Rollen. Sie nehmen jede einzelne Karte und sagen zu ihr (auch hier wieder mit voller Achtsamkeit und Präsenz): »Karte, ich entlasse dich aus deiner Rolle.« Danach entsorgen Sie die Karten; Sie können sie zerreißen, verbrennen, sie fließendem Wasser übergeben, wie es für Sie passend und angenehm ist.*

Es mag sein, dass der eine oder andere bei dieser Übung Widerstände entwickelt. Dann ist es wichtig, diese zunächst einmal an- und wahrzunehmen, und in der Folge muss in der Einzelsitzung damit weitergearbeitet werden. Bitte, führen Sie die Übung auf keinen Fall mit Gewalt durch, weil sie sein muss, sondern respektieren Sie Ihre innere Abwehr. Sie können und dürfen die Übung auch abbrechen. Stellen Sie sich dann vor, dass Sie den unvollendeten Prozess einfach in eine imaginäre Truhe oder Kiste geben. Dort bleibt dieser Prozess sicher verstaut, bis die Zeit reif ist, ihn zu Ende zu bringen.

Inwieweit Themen aus Familienaufstellungen durch Theta-Balance genauso gelöst werden können, lässt sich nicht pauschalisieren. Ich bin hier noch im Forschungsstadium. Es gibt Themen, die sich mit Theta-Balance genauso gut lösen lassen, und wieder andere, wo ich (derzeit noch) nur mit Aufstellungen arbeiten kann. Hier entscheide ich intuitiv, bzw. frage direkt in Theta nach, mit welcher Methode ich arbeiten soll. Das passt immer.

Theta-Balance und Ritualarbeit

Als Rituale bezeichnet man nach vorgegebenen Regeln ablaufende, meist formelle und oft feierliche Handlungen mit hohem symbolischem Gehalt. Sie werden häufig von bestimmten Gesten und Wortformeln begleitet. Rituale findet man sowohl im weltlichen Rahmen (z. B. Einschulungsfeier) als auch im religiösen Rahmen (z. B. Konfirmation).

Seit Anbeginn der Menschheit werden Rituale in den unterschiedlichsten Formen benutzt. Sie dienen sowohl der Kommunikation mit der Umwelt als auch zum Festlegen bestimmter zeitlicher und sozialer Abläufe, beispielsweise bei den Jahreszeitenfesten oder den Initiationsritualen beim Übergang in einen neuen Lebensabschnitt. Darüber hinaus ermöglichen Rituale eine symbolische Auseinandersetzung mit der menschlichen Existenz, wie es zum Beispiel bei Beerdigungsritualen der Fall ist.

In diesem Sinne setze ich ebenfalls Rituale in meiner Arbeit mit Klienten ein. In den Ritualen geht es immer darum, sich für etwas zu entscheiden, z. B. für das Leben, oder sich von etwas zu verabschieden. Das alles geschieht in einem achtsamen Rahmen.

Rituale haben nämlich, wenn sie mit der entsprechenden Achtsamkeit vollzogen werden, eine hohe Wirksamkeit und Durchschlagskraft. Es handelt sich dabei nicht um sinnentleerte Floskeln, sondern ich setze mit meinem Ritual etwas in Bewegung. Deshalb ist bei einem Ritual, genau wie bei der Manifestation, die Genauigkeit des Ausführens und der gesprochenen Worte so wichtig. Ein Ritual kann sonst auch in eine falsche Richtung gehen, einfach weil ich ungenau arbeite. Deshalb formuliere ich alle Rituale, die ich meinen Klienten als »Hausaufgabe« mitgebe, vorher ganz genau mit ihnen zusammen aus und erkläre alles ganz genau. Ich rate aus den genannten Gründen davon ab, selbst ein Ritual zu kreieren, denn dazu braucht man wirklich Erfahrung.

Ich stelle in diesem Kapitel ein Ritual vor, das ich sehr oft verwende, insbesondere wenn Menschen offensichtlich Schwierigkeiten haben, ganz im Leben zu stehen und sich voll und ganz für das Leben auf der Erde zu entscheiden. Diese Entscheidung muss jeder Mensch für sich selbst treffen, die kann ich ihm als Therapeutin nicht abnehmen. Deshalb macht jeder das Ritual auch für sich allein.

Das Ritual geht über eine Dauer von einundzwanzig Tagen. Das hat verschiedene Gründe. Der wichtigste ist, dass damit auch der Wille desjenigen, der das Ritual ausführt, herausgefordert wird. Denn ein Ritual muss achtsam ausgeführt werden. Ich muss mich dazu disziplinieren. Ich kann es nicht mal eben schnell, schnell, nebenbei machen, auch wenn es vielleicht nur fünf Minuten dauert. Unterbreche ich mein Ritual, dann wirkt es nicht mehr. Das heißt, ich muss wieder ganz von vorn anfangen und die vollen einundzwanzig Tage neu beginnen. Dabei können unter Umständen enorme Widerstände auftreten. Auch Hindernisse, die scheinbar nur von außen kommen, gilt es zu durchschreiten und weiterzumachen.

Jeder möge für sich im Stillen prüfen, inwieweit dieses Ritual für ihn wichtig sein könnte. Wenn du schon viel an dir gearbeitet hast und immer wieder feststellst, dass du nicht weiterkommst, dann könnte einer der Gründe sein, dass du dich noch nicht für das Leben entschieden hast. Jede Heilbemühung wird dann scheitern müssen.

Ein Ritual, um sich für das Leben zu entscheiden

Vorbereitung:

› *Du brauchst eine weiße Haushaltskerze, eine feuerfeste Schale (ein Kochtopf reicht aus), ein kleines Blatt Papier, einen Stift und einen ruhigen und ordentlichen Platz, an dem du dich wohlfühlst und der für das Ritual geeignet ist.*

Der Ritualtext:

› *Im Namen Gottes (oder des »Schöpfers von allem, was ist« oder »der universellen Kraft« usw. – finde hier dein*

Wort für die göttliche Kraft) entscheide ich, Vor- und Zuname, geb. am (füge hier dein Geburtsdatum ein), mich jetzt dafür, vollständig auf der Erde zu leben und das Leben hier voll und ganz anzunehmen. So sei es. So sei es. So sei es. Amen.

Dann folgen deine Unterschrift mit Vor- und Zunamen und das Datum sowie der Ort.

Der Ritualablauf:

- *Zünde deine Kerze an.*
- *Schreibe obigen Text auf das Blatt Papier, setze deine Unterschrift, Ort und Datum darunter.*
- *Lies deinen Text drei Mal laut vor, mit größtmöglicher Achtsamkeit und Präsenz.*
- *Zünde deinen Ritualzettel in der Kerzenflamme an, und verbrenne ihn vollständig. Selbst kleine übrig bleibende Papierschnipsel sollten noch verbrannt werden.*
- *Lösche die Kerzenflamme, indem du sie mit den Fingern ausdrückst oder sie mit einem Glas erstickst. Puste die Flamme nicht aus! Man sagt, dass sonst die Ritualenergie mit fortgeht.*
- *Sammle die Asche in einem Briefumschlag. Diesen verwendest du, genau wie die Kerze, die gesamten einundzwanzig Tage.*

Der Abschluss:

Am letzten Ritualtag gibst du auch noch die Reste der Kerze in den Briefumschlag. Dann übergibst du den Umschlag, inklusive Asche und Kerze, einem fließenden Gewässer oder vergräbst ihn in der Erde. Damit ist dein Ritual beendet.

Theta-Balance und tiefenpsychologisch fundierte und existenziell orientierte Psychotherapie

Diese integrative Art der Psychotherapie wurde von dem Berliner Psychotherapeuten und spirituellen Lehrer Christian Meyer mit dem Hintergrund entwickelt, dass immer mehr Menschen Sinnlosigkeit, innere existenzielle Leere und Depressionen erleben. Immer mehr Menschen leiden an existenziellen Ängsten, wie existenziellem Alleinsein, innerer Leere, Kontrollverlust und Angst vor dem Tod. Sie fragen nach dem Wozu und Woher, nach dem Sinn des Lebens, und wollen diese Fragen in die Therapie einbeziehen. Und immer häufiger suchen Menschen mit existenziellen und spirituellen Krisen Unterstützung.

Die herkömmliche Psychotherapie bietet dafür keine Antworten. Darüber hinaus haben sich viele Psychotherapeuten niemals mit den genannten Fragestellungen beschäftigt und können demnach Hilfesuchenden auch keine passende Unterstützung bieten.

Die tiefenpsychologisch fundierte und existenziell orientierte Psychotherapie beinhaltet eine Kombination aus verschiedenen sehr effizienten Ansätzen und Methoden. Ich benenne sie hier nur kurz; sie alle zu erklären würde den Rahmen dieses Buches sprengen. Im Anhang dieses Buches finden sich jedoch weiterführende Literaturhinweise für diejenigen, die mehr wissen wollen.

Bei der Entwicklung dieser integrativen und existenziellen Psychotherapie ging es darüber hinaus darum, eine psychotherapeutische Arbeit zu entwickeln, die dem weitergehenden Ziel der spirituellen Transformation nicht nur nicht im Wege steht, sondern diese sogar fördert. Deswegen ist diese Arbeit auch als spirituelle Begleitung für viele Menschen die richtige Unterstützung und Hilfe. Dabei spielen folgende Fragen eine große Rolle: die Begegnung mit der Angst und dem Sinn des Lebens. Die Arbeit mit existenziellen Ängsten wie der Angst vor dem Tod, der Bodenlosigkeit, der Leere und dem Alleinsein ist ein wesentlicher Schritt für nachhaltige Veränderung. Die Erforschung dessen, was das Leben sinnvoll und lebenswert macht, führt zu innerer Klarheit und lebendigem Energiefluss.

Die Arbeit mit dieser Form der Psychotherapie ergänzt sich ausgezeichnet mit Theta-Balance.

Inhalte der tiefenpsychologisch fundierten und existenziell orientierten Psychotherapie sind:

› der psychoanalytische Ansatz von Karen Horney und Melanie Klein, Wilfried Bion und Hermann Beland
› die tiefenpsychologisch und existenziell orientierte Psychotherapie nach Yalom Irving D. Yalom
› der gestalttherapeutische Ansatz nach Claudio Naranjo
› die existenzielle und integrative Körperpsychotherapie nach Leland Johnson
› die moderne psychotherapeutische Arbeit des NLP (Neurolinguistisches Programmieren)
› Trance-Arbeit aus dem NLP und der Klinischen Hypnose nach Milton Erickson
› die systemische Arbeit mit Familien und anderen sozialen Gruppen

8
Weiter in die Tiefe gehen – Theta-Balance und spirituelle Bewusstseinsarbeit

Wer gute Erfahrungen mit Theta-Balance gemacht hat, für den eröffnet sich ein spiritueller Weg, der zu innerer Erkenntnis und tiefgreifendem Persönlichkeitswachstum führen kann.

Ein Ziel dieses spirituellen Weges kann das »Aufwachen« sein.

Viele meiner Klienten sind auf der Suche nach einem »Zuhause-Ankommen«. Ich erkläre ihnen, dass dieses »Zuhause-Ankommen« hier auf der Erde durch das Aufwachen möglich ist, im Hier und Jetzt. Nicht umsonst gibt es die Aussage: »Das Himmelreich ist in dir.«

Dafür gibt es ganz realistische Unterstützung – allein in Deutschland gibt es unzählige aufgewachte Lehrer, die diesen Weg begleiten können. Dazu kommt, dass tatsächlich immer mehr Menschen aufwachen, die wiederum ein unterstützendes Feld dafür schaffen. In meinem Bekanntenkreis kenne ich mittlerweile einige, und das nicht nur im Umfeld von Christian Meyer.

Beim Aufwachen geht es um das Erreichen eines dauerhaften Zustands von Liebe und Frieden – letztlich um das Glücklichsein, unabhängig von äußeren Umständen. Seit Jahrtausenden sind die Menschen auf der Suche nach diesem inneren Glück, nach dem Einswerden mit Gott, mit allem, was ist, und der heiteren Gelassenheit, die daraus resultiert.

So haben sich verschiedene spirituelle Wege entwickelt, die dieses Ziel verfolgen. Egal, wie man es nennt – Erleuchtung, Selbst-Verwirklichung, Aufwachen oder Einswerden mit Gott, es geht um eine radikale innere Transformation. Und die Sehnsucht vieler Menschen nach einer solchen Transformation ist groß.

So vielfältig die spirituellen und geistigen Wege auch sind, steht eine Frage immer im Mittelpunkt: Wie, mit welchen Methoden, mit welchen inneren Veränderungen kann das Aufwachen ermöglicht oder erleichtert werden? Die wichtigste Antwort in der Vergangenheit lautete: durch die Meditation. Es zeigte sich jedoch, dass das leidenschaftslose Beobachten von Gefühlsregungen und Gedanken, das die Meditation zum Ziel hat, nicht ohne Gefahren ist: Es besteht immer das Risiko, dass sich der Mensch in der Meditation von seinen Gefühlen und seinem inneren Erleben allzu sehr distanziert. Diese Distanz – manche nennen es auch Dissoziation – erschwert jedoch den Zugang zur eigenen inneren Tiefe. Sie ermöglicht zwar eine größere innere Ruhe und Konzentration, scheint aber keine wirkliche Hilfe zur Förderung des Aufwachens zu sein.

So ist in den letzten Jahren und Jahrzehnten immer wieder versucht worden, die Traditionen der Meditation und Kontemplation mit den Erkenntnissen moderner Psychologie und Psychotherapie zu verbinden. Auch der Diplom-Psychologe Christian Meyer, mein spiritueller Lehrer, verfolgt dieses Ziel. Selbst in der Tradition von Eli Jaxon Bear, Sri H. W. L. Poonjaji und Ramana Maharshi stehend, unterstützt er mit seinem Berliner Zentrum »zeit-und-raum« sowie mit vielen Seminaren und Retreats Menschen, die den Wunsch nach vollständiger Freiheit und Selbstverwirklichung haben.

Christian Meyer hat die Bewusstheitsübung und die Bewegungsübung entwickelt, die ich in meiner Arbeit, ergänzend zu Theta-Balance, immer wieder verwende. Sie werden in Kapitel 9 genau beschrieben und sind auch auf der beigefügten Audio-Datei zu finden.

Christian Meyer beschreibt den Weg zum Aufwachen in sieben Schritten. Es handelt sich hierbei um Schritte des Loslassens, nicht des Tuns. Der Nutzen der sieben Schritte liegt vor allem darin, dass jeder Suchende genauer entdecken kann, wo seine eigenen Hindernisse auf dem Weg zum Aufwachen liegen. So hängt der eine vielleicht in seiner Vergangenheit fest, ein anderer hat eher Schwierigkeiten, seine Gefühle und inneren Erfahrungen wahrzunehmen. Man kann diese sieben Schritte als Wegweiser und roten Faden benutzen. Darüber hinaus gibt es unzählige andere Wege und spirituelle Lehrer. Jeder muss selbst entscheiden, wer und was das Richtige für einen ist.

Der erste Schritt: Der bedingungslose Wunsch nach Freiheit

Hier geht es darum, die eigenen Wünsche und Ziele und die Realisierbarkeit der Freiheit zu erkennen. Die Natur des Ichs wird erkannt, das Wirkliche vom Unwirklichen unterschieden, die Erfahrung im Jetzt verortet.

Der zweite Schritt: Die Bereitwilligkeit, alles zu fühlen und zu erfahren

Im zweiten Schritt soll gelernt werden, weder das Gefühl zu unterdrücken und beiseitezuschieben, noch irgendetwas damit zu machen.

Der dritte Schritt: Die Position der Zuschauerin / des Zuschauers einnehmen

Hier geht es grundsätzlich um die Entwicklung einer Haltung des Beobachters und Zeugen, gleichzeitig jedoch auch um das vollständige Erfahren meiner Gefühle. Das heißt, ich muss sowohl in der Lage sein, aus der Position des Zeugen mein Verhalten und meine Gefühle aus der Distanz zu betrachten, als auch gleichzeitig meine Gefühle zu fühlen.

Der vierte Schritt: Die Muster deines Lebens verstehen

Zu erkennen, dass unser Leben bestimmten benennbaren Verhaltensmustern folgt, kann eine große Befreiung sein. Ein Mittel hierzu ist die Arbeit mit dem Enneagramm.

Der fünfte Schritt: Die Identifikation mit dem Körper beenden und den Körper durchlässig werden lassen

Im fünften Schritt geht es um eine Trennung von der Vorstellung, die wir seit unserer frühen Kindheit in uns tragen: Ich bin mein Körper. Das dafür erforderliche Loslassen wird durch Körperarbeit und die in Kapitel 9 beschriebene Bewegungsübung gefördert.

Der sechste Schritt: Die Vergangenheit beenden

Hier geht es im Wesentlichen um Versöhnung, nicht um das Verdrängen schwerer Erfahrungen. Es war, wie es war, und es ist, wie es ist – das gilt es anzunehmen. Als Handwerkszeug hat sich hier vor allem die Familienaufstellung bewährt.

Der siebte Schritt: Dem Tod und der Angst begegnen

Hier geht es um zweierlei: das Zurücklassen des Ichs mit all seinem Wissen, seinen Plänen und seiner Kontrolle sowie die Annahme der eigenen Sterblichkeit mitten im Leben.

9
Übungen

Drei Übungen sind für meine Arbeit von größter Bedeutung:

- Die Basisübung, mit der es gelingen kann, sich in den Theta-Zustand zu versetzen
- Die Bewusstheitsübung nach Christian Meyer, die dabei hilft, alle Gefühle wirklich »auszufühlen«, und die ein einzigartiger Weg Richtung Aufwachen ist
- Die Bewegungsübung, ebenfalls eine Entwicklung von Christian Meyer, mit dem Ziel, die seelische Arbeit und das Aufwachen mit einem gelösten Körper und einem gelösten Atem zu unterstützen

Die Basisübung – so erreichen Sie den Theta-Zustand

Bevor wir zum Herzstück der Theta-Balance kommen, nämlich zu der Meditation, um in den Theta-Zustand zu gelangen, muss ich noch einige Erklärungen geben. Diese sind wichtig, damit keine Missverständnisse aufkommen.

Die Begründerin von ThetaHealing®, Vianna Stibal, spricht in der ursprünglichen Form der Theta-Meditation davon, dass sieben sogenannte Ebenen durchflogen werden. Das ist ihr Erklärungsmodell der Welt – ein Erklärungsmodell, dem ich mich inhaltlich nicht anschließe, welches aber in der Theta-Meditation gut funktioniert. Ich bin da ganz pragmatisch: Mittlerweile gibt es verschiedene Wege, um in den Theta-Zustand zu kommen. Ich verwende die ursprüngliche Form, leicht abgeändert, weil sie für mich und meine Klienten die sicherste Möglichkeit ist, tatsächlich in den Theta-Zustand zu gelangen. Dazu gehört auch das Durchfliegen dieser sieben Ebenen, deshalb erläutere ich sie hier kurz.

Die sieben Ebenen des Seins

In der Theta-Balance spricht man von sieben Ebenen des Seins. Die siebente Ebene ist die Theta-Ebene, von der aus die Kraft der göttlichen Quelle, des »Schöpfers von allem, was ist«, die Heilung bewirkt. Bei der meditativen Reise in den Theta-Zustand geht man durch diese sieben Ebenen hindurch. Dieses Konzept ist ein Modell, um es der menschlichen Vorstellung zu erleichtern, sich ein Bild zu machen.

Die erste Ebene: Mutter Erde und alle nicht organischen Materialien dieser Erde, einschließlich Erdboden, Mineralien und Kristallen
Die zweite Ebene: Alle organischen Materialien dieser Erde: Pflanzen, Bäume, Vitamine sowie die Feen und Elementarwesen
Die dritte Ebene: Unsere menschliche Realität, mit Menschen und Tieren
Die vierte Ebene: Hier leben die Ahnen und »Spirits«; auf dieser Ebene arbeiten häufig Schamanen.
Die fünfte Ebene: Engel und Schutzengel, Geistführer, erleuchtete Meisterinnen / Meister
Die sechste Ebene: Die Ebene der universellen Gesetzmäßigkeiten, zum Beispiel der Zeit, des Magnetismus …

Die siebte Ebene: Die Ebene des »Schöpfers von allem, was ist«, reine Schöpferenergie; die Theta-Ebene

In der nachfolgenden Theta-Meditation erfolgt ein Teil der »Reise« durch die Chakren. Deshalb möchte ich diese ebenfalls kurz erläutern: Jeder Mensch verfügt über sieben große Energiezentren, auch Hauptchakren genannt. Jedes Chakra schwingt in einer seiner Aufgabe entsprechenden Grundfarbe und ist mit bestimmten Organen und Körperbereichen verbunden.

Das erste Chakra – Wurzelchakra

- Befindet sich am Ende der Wirbelsäule, zwischen Kreuzbein und Steißbein.
- Verbindet uns mit der Erde.
- Farbe: Rot
- Themen: Karriere, Finanzen, Zuhause, Familie, materielle Sicherheit auf der physischen Ebene, Urvertrauen und Sicherheit auf der psychischen Ebene
- Störungen zeigen sich auf der körperlichen Ebene durch Kreuzschmerzen, Verstopfungen und Knochenerkrankungen.
- Auf der seelischen Ebene treten Störungen als existenzielle Ängste und mangelndes Vertrauen auf.

Das zweite Chakra – Sakralchakra

- Befindet sich zwischen dem fünften Lendenwirbel und dem Kreuzbein, unterhalb des Bauchnabels.
- Farbe: Orange
- Themen: ursprüngliche Lebenslust, göttliche Schaffenskraft, Sitz der Sexualenergie
- Störungen zeigen sich auf der körperlichen Ebene durch

Erkrankungen der Geschlechtsorgane, Störungen im sinnlichen Empfinden.
- Auf der seelischen Ebene treten Störungen als Süchte und Antriebslosigkeit auf.

Das dritte Chakra – Solarplexuschakra oder Nabelchakra
- Befindet sich zwischen dem zwölften Brustwirbel und dem ersten Lendenwirbel, oberhalb des Bauchnabels.
- Farbe: Gelb
- Themen: Kraft, Fülle, Einfluss und Macht, Sitz des Vitaltriebs und Willens, Integration von Gefühlen und Erfahrungen
- Störungen zeigen sich auf der körperlichen Ebene durch Übergewicht, Diabetes und Verdauungsstörungen.
- Auf der seelischen Ebene treten Störungen als Schlafstörungen, Unsicherheit und Aggressivität auf.

Das vierte Chakra – Herzchakra
- Befindet sich zwischen dem vierten und fünften Brustwirbel, auf der Höhe des Herzens.
- Farbe: Grün
- Themen: bedingungslose Liebe, Hingabe, Mitgefühl und Selbstlosigkeit
- Störungen zeigen sich auf der körperlichen Ebene durch
- Herz-, Kreislauf-, Haut- und Lungenerkrankungen.
- Auf der seelischen Ebene treten Störungen als Kontaktschwierigkeiten, mangelnde Abgrenzung und Gefühlskälte auf.

Das fünfte Chakra – Kehlkopfchakra
- Befindet sich zwischen dem siebten Halswirbel und dem ersten Brustwirbel, auf der Höhe des Kehlkopfes.

- Farbe: Türkis
- Themen: Kommunikation – Ausdruck unserer Gedanken und Gefühle
- Störungen zeigen sich auf der körperlichen Ebene durch Nackenschmerzen, Sprachstörungen, Schilddrüsenerkrankungen.
- Auf der seelischen Ebene treten Störungen als Mangel an Ausdrucksvermögen sowie Hemmungen auf.

Das sechste Chakra – Stirnchakra oder auch drittes Auge

- Befindet sich in der Mitte zwischen den Augenbrauen.
- Farbe: Indigo
- Themen: Sitz der Intuition, des Geistes und des Verstandes; erweiterte bis hin zu außersinnlichen Wahrnehmungen
- Störungen zeigen sich auf der körperlichen Ebene durch Erkrankungen der Sinnesorgane, Kopfschmerzen.
- Auf der seelischen Ebene treten Störungen als Konzentrations- und Lernprobleme auf.

Das siebte Chakra – Kronenchakra oder auch Scheitelchakra

- Befindet sich unmittelbar oberhalb der Scheitelmitte, in Höhe der Fontanelle.
- Farben: Violett, Weiß und Gold
- Themen: Verschmelzung mit Gott, Einheitsbewusstsein, Erleuchtung (Aufwachen)
- Störungen zeigen sich auf der körperlichen Ebene durch chronische Erkrankungen und Immunschwäche.
- Auf der seelischen Ebene treten Störungen als Verwirrtheit, Realitätsflucht und Depressionen auf.

Wir wollen die Basisübung jetzt gemeinsam machen, damit Sie selbst einmal in den Genuss des Theta-Zustandes kommen und die ganz spezielle Energie des »Schöpfers von allem, was ist« erfahren. Denn prinzipiell ist es jedem Menschen gegeben, eine eigene Verbindung zur Schöpferkraft herzustellen und zu erfahren. In der Meditation wähle ich die Du-Form, weil Sie dort mit sich selbst sprechen. Diese Meditation finden Sie auch in der beigefügten Audio-Datei.

Vorbereitung

- *Setz dich zunächst bequem hin …*
- *Nimm drei bis vier tiefe Atemzüge … und nimm wahr, wie du mit jedem tiefen Einatmen immer ruhiger und entspannter wirst und mit jedem Ausatmen all die Gedanken, den Stress, die Gefühle, alles, was so im Kopf herumschwirrt, einfach loslässt …*
- *Nimm wahr, wie der Stuhl, auf dem du sitzt, dich trägt und du ganz loslassen kannst …*
- *Jetzt bist du bereit, die Reise in den Theta-Zustand anzutreten.*

Die goldene Kugel erfahren

- *Zentriere dich zunächst mit deiner Aufmerksamkeit in deinem Herzen …*
- *Stell dir vor, wie sich in deinem Herzen eine goldene Kugel aus Licht befindet.*
- *In diese Kugel steigst du, sozusagen im Miniaturformat, ein.*

In der goldenen Kugel in die Erdmitte

- *Nimm nun wahr, wie sich diese wunderschöne Kugel aus goldenem Licht mit dir im Innern aus deinem Herzen löst und tiefer fährt … ganz langsam, bis sie dein Wurzelchakra erreicht (das sich im Bereich des Damms befindet, am Ende der Wirbelsäule).*

- › *Nun tritt die Kugel aus dem Wurzelchakra nach unten aus …*
- › *Stell dir vor, wie sie jetzt in die Erde eintritt und dort tiefer und tiefer fährt …*
- › *Stell dir vor, wie du mit einer Hand aus deiner goldenen Lichtkugel herausgreifst und einige Handvoll Erde in deine goldene Lichtkugel füllst, ganz wie es angenehm für dich ist …*
- › *Jetzt hast du all die wärmende, nährende und stärkende Energie der Erde in deiner goldenen Lichtkugel mit aufgenommen.*

Aufstieg der goldenen Lichtkugel

- › *Nun fährst du in deiner Lichtkugel wieder die Erde hinauf, ganz langsam …*
- › *Bis du wieder an der Erdoberfläche angekommen bist, dort austrittst …*
- › *Und wieder in dein Wurzelchakra einfährst …*

Mit der goldenen Lichtkugel durch die Chakren

- › *Nimm wahr, wie sich dein Wurzelchakra wie eine wunderschöne Blüte vollständig öffnet.*
- › *Nun fährst du mit deiner Lichtkugel weiter nach oben, ins Sakralchakra, unterhalb des Bauchnabels …*
- › *Und auch das Sakralchakra öffnet sich wie eine ganz wundervolle und schöne Blüte.*
- › *Weiter geht die Reise bis zum Solarplexuschakra, oberhalb des Bauchnabels … Das Solarplexuschakra öffnet sich ebenfalls wie eine wunderschöne Blüte.*
- › *Von da aus fährst du mit deiner Lichtkugel weiter ins Herzchakra. Auch dieses öffnet sich … wie eine wunderschöne Blüte.*

› *Jetzt geht es weiter nach oben zum Kehlkopfchakra … das erblüht wie eine Blume, die sich öffnet.*
› *Von da aus geht es weiter zum dritten Auge (zwischen den Augenbrauen) …*
› *Und auch das dritte Auge öffnet sich wie eine wunderschöne Blüte.*
› *Nun geht die Reise weiter bis zu deinem Kronenchakra, (oberhalb deines Scheitels) … und auch dieses öffnet sich wie eine Blüte.*

Über die Körperchakren hinaus

› *Jetzt tritt deine goldene Lichtkugel aus dem Kronenchakra aus, mit dem Ziel, in die Theta-Ebene zu reisen, in die siebte Ebene, zum »Schöpfer von allem, was ist«.*
› *Mit deinem inneren Ziel, die Theta-Ebene zu erreichen, die Ebene des »Schöpfers von allem, was ist«, nimmst du wahr, wie sich deine goldene Lichtkugel aus dem Raum bewegt, in dem du gerade sitzt …*
› *Wie sie höher und höher fliegt …*
› *Schon hast du das Haus verlassen, kannst das Dach von oben sehen, und weiter geht die Reise …*
› *Du fliegst schon über deinem Heimatort, siehst die Lichter von oben, steigst höher und höher …*
› *Weiter ins All hinein, zu den Sternen, Planeten. Die Erde ist nur noch als kleiner blauer Ball zu sehen.*
› *Und noch weiter und höher geht die Reise zur Ebene des Schöpfers von allem, was ist.*

Die sieben Ebenen des Seins durchfliegen

› *Jetzt nimmst du wahr, wie viele leuchtende, strahlende Lichter auf dich zukommen, und du trittst in die erste Ebene des Seins ein. Das ist die Ebene von Mutter Erde und ihren Kräften ... Diese Ebene durchfliegst du, bis du auf die zweite Ebene triffst, die Ebene der Bäume und Pflanzen ...*

- *Und auch jetzt geht es höher und weiter bis zur dritten Ebene, der Ebene der menschlichen Realität ...*
- *Und auch diese durchfliegst du, bis du die vierte Ebene erreichst, die Ebene der Ahnen und Geister ...*
- *Weiter geht es bis zur fünften Ebene, der Ebene der Schutzengel, Engel, Geistführer und Geistwesen ...*
- *Und auch diese Ebene durchfliegst du, bis vor dir eine geleeartige Masse auftaucht ...*
- *Du hast nun die sechste Ebene, die Ebene der Gesetze (zum Beispiel der Gesetze der Zeit) erreicht.*
- *Und auch diese durchfliegst du, bis vor dir ein wunderbares rosafarbenes, irisierendes Licht auftaucht und du in diesem Licht eine Art Fenster erblickst ...*
- *Dieses Fenster durchfliegst du und bist jetzt auf der siebten Ebene angekommen, der Ebene des Schöpfers von allem, was ist.*
- *Nimm das wunderbare, strahlend helle, gleißende Licht dort wahr, und genieße die Energie des Schöpfers von allem, was ist.*

Der schöpferische Befehl

(An dieser Stelle kannst du später alle weiteren Fragen, Befehle und Anweisungen einfügen.)

- *Wenn du magst, kannst du jetzt innerlich folgende schöpferische Anordnung nachsprechen: »Schöpfer von allem, was ist, ich befehle jetzt, dass ich die Energie des Schöpfers von allem, was ist, vollständig und zu meinem höchsten und besten Wohl erfahre. Ich befehle jetzt einen Download aus göttlicher Kraft und Liebe in mein System.*

Danke! Es ist getan, es ist getan, es ist getan.« Und nun: Genieße diesen Zustand … und bleibe so lange du möchtest in dieser wundervollen Erfahrung …

Rückreise zur Erde

- *Wenn du bereit für deine Rückreise zu Mutter Erde bist, dann verabschiede dich innerlich von der Ebene des »Schöpfers von allem, was ist« …*
- *Und tritt dann mit deiner Lichtkugel wieder aus dem Fenster und damit aus der siebten Ebene heraus …*
- *Durchquere noch einmal die geleeartige Masse, die sechste Ebene … und fliege in dem Tempo, das für dich passt, weiter in Richtung Erde. Du durchquerst die fünfte Ebene …, die vierte …, die dritte …, die zweite … und die erste Ebene …*
- *Bis du wieder ins Weltall eintrittst, mit all den wunderschönen Sternen und Planeten.*
- *Nimm wahr, wie du von oben wieder unseren blauen Planeten Erde siehst und spürst …*
- *Wie dieser näher und näher kommt … schon erkennst du die Kontinente … du siehst, wie dein Heimatland auftaucht.*
- *Und noch näher und näher fliegst du, bis deine Stadt oder dein Dorf zu sehen ist, mit all den Lichtern, du kannst deine Straße erkennen, und schon taucht das Haus auf, in dem du dich befindest …*
- *Tritt ein und fliege mit und in deiner goldenen Lichtkugel, bis du kurz oberhalb deines Kronenchakras bist. Dort halte eben noch kurz inne …*
- *Nimm hier nun wahr, wie sich über deiner Lichtkugel eine wunderbare Lichtdusche installiert, die alle von der Reise übrig gebliebenen Energien und Reste vollständig*

fortwäscht. Genieße es, so intensiv und lichtvoll gereinigt zu werden.
› *Lass dir dabei Zeit …*

Rückkehr in den Körper

› *Wenn du das ausgiebig gemacht hast, dann tritt jetzt mit deiner goldenen Lichtkugel wieder in dein Kronenchakra ein …*
› *Fahre mit ihr durch das dritte Auge, dann tiefer in das Kehlkopfchakra …*
› *Von dort aus ins Herzchakra …*
› *Das Solarplexuschakra …*
› *Das Sakralchakra …*
› *Weiter bis in das Wurzelchakra …*
› *Und von da aus noch einmal tief, ganz tief in die Erde.*
› *Und wieder greifst du aus deiner Lichtkugel hinaus, schaufelst wieder kräftig Erde in sie hinein …*
› *Und fährst dann wieder hoch zum Wurzelchakra, durchquerst dieses und fliegst höher bis zum Herzchakra, der Endstation deiner Reise. Dort verbleibst du.*

Abschluss der Theta-Basisübung

› *Nun stell dir vor, wie du ein paar Mal kräftig deine Hände aneinander reibst …*
› *Dann streicht die linke Hand zur Seite weg, und du sagst innerlich: Energy Break*[1] *…*
› *Stell dir vor, wie du die energetische Verbindung, die du durch die Reise geschaffen hast, wieder von dir trennst.*
› *Danach fahre vom Wurzelchakra bis zum Kronenchakra in der Körpermitte hoch, und stelle dir vor, wie du alle*

1 Abschluss von Energie; wörtlich: Energiebruch

deine Chakren wie mit einem Reißverschluss wieder schließt, so wie du eine warme Winterjacke mit Reißverschluss zumachst, genau in dieser Art. Nun bist du energetisch wieder abgenabelt und vollständig geschützt.

Die Bewusstheitsübung

Im Zusammenhang mit der Theta-Balance hat die Arbeit mit der Bewusstheitsübung drei verschiedene Zielsetzungen:

1. Der Übende lernt, Gefühle vollständig zu fühlen und zu erfahren, ohne Bewertung, ob diese gut oder schlecht sind, bis sie vollständig durchgefühlt und verbrannt sind. Dabei kann auch ein Durchbruch zu tieferen Erfahrungen erfolgen.

Die menschliche Wahrnehmung von der Oberfläche in die Tiefe

Gedanken / Bilder
Körperempfindungen
▼
Tagesgefühle, z. B Angst vor dem Finanzamt
▼
Tiefere Gefühle zu mir selber und der Welt
▼
Existenzielle Gefühle: Schmerz, Sehnsucht, Verzweiflung, Angst
▼
Tiefere Erfahrungen: Frieden, Glückseligkeit, Freude, Stille, Leere

2. Die Bewusstheitsübung führt zu mehr eigener Souveränität, da ich bei regelmäßiger Anwendung den Zwang ablegen kann, etwas tun zu müssen. Zum Beispiel wenn Angst kommt – normalerweise kontrollieren sich die meisten Menschen sehr stark selbst, um Gefühle und Impulse zu unterdrücken und scheinbar »im Griff« zu behalten. Lerne ich hingegen, dass diese Kontrolle nicht mehr nötig ist, weil ich z. B. Angst vollständig durchfühlen kann, dann folgt daraus eine wirkliche innere Souveränität, eben weil kein Handlungszwang mehr besteht, zum Beispiel durch Davonlaufen. Damit erreiche ich wirkliche, gelöste innere Gelassenheit.
3. Die Bewusstheitsübung ist der Königsweg zum Aufwachen.

Die positive Wirkung der Bewusstheitsübung wird in verschiedenen Bereichen erforscht, z. B. bei Strafgefangenen mit lebenslanger Haftdauer. Diese Strafgefangenen, die voll von Aggressionen und Schuldgefühlen waren, mit denen sie nicht zurechtkamen und zu denen sie vorher keinen tatsächlichen Zugang hatten, lernten mit Hilfe dieser Übung, ihre Gefühlsverdrängung zu überwinden und sich ihren Gefühlen zuzuwenden, diese zu fühlen und damit zu mehr innerer Gelassenheit und Annahme zu kommen.

Ein weiteres Feld, auf dem die Bewusstheitsübung erforscht wird, ist die Posttraumatische Belastungsstörung (PTBS) als Folge einer Nahtoderfahrung (einer der Forschungsschwerpunkte am Berliner Institut für tiefenpsychologische und existenzielle Psychotherapie – BITEP – Ltg. Dipl.-Psychologe Christian Meyer).

Die Bewusstheitsübung basiert auf dem gestalttherapeutischen Ansatz und auf Awareness Continuum (Gewahrseinskontinuum). Sie geht aber darüber hinaus und verbindet sich mit Methoden aus der Trance-Therapie. Sie hat eine eigenständige Bedeutung. Es wurde immer wieder beklagt, dass der Mensch sich bei der Meditation weiter dissoziiert und entfremdet, z.B. von Osho und Ken Wilber. Beide forderten deshalb, dass der Einzelne sowohl meditative Übungen macht, als sich auch einer psychotherapeutischen Selbsterfahrung unterziehen solle. Das Nebeneinander von Meditation und Psychotherapie führt aber nicht unbedingt zur Integration beider Wege. Hier setzt die Bewusstheitsübung ganz neu an – es findet keine Dissoziation, kein Ausagieren von Gefühlen statt, sondern ein Verweilen im Gefühl, ein »Ausfühlen«. Damit eröffnet sich ein integrierender neuer Weg. Die Bewusstheitsübung wurde ursprünglich von dem Psychotherapeuten und spirituellen Lehrer Eli Jaxon Bear begründet und von Christian Meyer weiterentwickelt.

Die Bewusstheitsübung lässt sich für Anfänger am besten zu zweit durchführen, mit dem Ziel, sie irgendwann genauso gut allein anwenden zu können.

Der Begleiter fragt: »Wessen bist du dir jetzt bewusst?«

Dabei geht es darum, wahrzunehmen, welche Körperempfindungen, Gefühle oder tieferen Erfahrungen gerade da sind. Zu Anfang ist es meist so, dass nur Körperempfindungen wie Kribbeln oder Wärme zu spüren sind. Ziel ist es aber, über die Körperempfindungen hinaus an die Gefühle zu kommen und diese vollständig zu fühlen.

Dann antwortest du beispielsweise: »Ich fühle Traurigkeit in meiner Brust.«

Der Begleiter greift immer die Antwort auf und wiederholt

sie, quasi als Trance-Anweisung für das Unterbewusstsein: »Und auch die ... (z. B. Traurigkeit, Leere, Liebe ...) kann dir helfen, tiefer zu fallen.«

Dieser Frage-Antwort-Wechsel wird nun fortwährend wiederholt, im eigenen Rhythmus. Hat derjenige, der die Übung macht, Probleme, über die Körperempfindungen hinauszukommen, kann der Begleiter ihn unterstützen, indem er z. B. sagt:

»Ah, da ist also dieser Druck auf deiner Brust. Und vielleicht kannst du wahrnehmen, ob unter diesem Druck auch noch ein Gefühl verborgen ist. Und auch das kann dir helfen, tiefer zu fallen.«

Ziel der Bewussheitsübung ist ja, dass der, der durch die Übung geführt wird, immer tiefer nach innen fällt und dabei alle Gefühle vollständig wahrnimmt und fühlt. So lange, bis er irgendwann von allein zu den tieferen Erfahrungen kommt: Leere, Stille, Frieden, Liebe und Glückseligkeit. Der Begleiter soll ihn auf diesen Weg in die Tiefe unterstützen, so dass der Geführte nicht nur an der Oberfläche der Körperempfindungen bleibt.

Bewährt hat sich für die Bewusstheitsübung eine Übungsdauer von mindestens zwanzig, besser dreißig Minuten. Oft braucht es Zeit, bis man an tiefer liegende Gefühle kommt.

Mit der Zeit wird die Übung immer leichterfallen. Man kann sich diese Frage / Anweisung nun auch alleine, immer mal wieder, im Laufe des Tages stellen. Gerade wenn der Stress am größten ist, ist das hilfreich. Dann innezuhalten und sich zu fragen: »Wessen bin ich mir jetzt bewusst? Was fühle ich jetzt?«, bringt Zentrierung, Ruhe und Erdung, macht klar, wo Sie gerade stehen. Mit der Zeit werden Sie sich lebendiger, gelöster, ganz und gar mit sich selbst verbunden fühlen und vielleicht sogar aufwachen.

In der beigefügten Audio-Datei habe ich mich für eine Version der Bewusstheitsübung entschieden, die auch für Gruppen verwendet wird. Sie können sie einfach anhören und gut alleine testen. Aber es wäre gut, die hier dargestellte Textversion immer mal wieder mit einem Partner zu üben.

Nehmen Sie sich ausreichend Zeit, damit Sie auch längere »Erlebnispausen« erfahren können. Im Layout dieses Textes sind längere und kürzere Pausen durch Leerzeilen zwischen den verschiedenen Abschnitten der Übung angedeutet, damit Sie ein Gefühl dafür bekommen, wie Sie wirklich zur Ruhe gelangen, sich »fallen lassen« und innere Stille erleben können.

Schließe deine Augen und nimm wahr, welche Gedanken gerade da sind …

Du kannst deine Gedanken wahrnehmen, und das kann dir helfen, tiefer zu fallen …

Und du kannst wahrnehmen, wessen du dir jetzt bewusst bist. Vielleicht bestimmter Körperempfindungen …

Und du kannst dir auch deines Atems bewusst sein …
und das kann dir helfen, dich tiefer fallen zu lassen …

Und du kannst dir verschiedener anderer Körperempfindungen bewusst sein – vielleicht des Unterschieds vom Einatmen und Ausatmen …

Und das kann dir helfen, dich tiefer fallen zu lassen …

Du kannst wahrnehmen, wessen du dir jetzt bewusst bist – vielleicht einer ganz bestimmten Körperempfindung …

Und du kannst dir auch bewusst sein, wie sie sich verändert …

Und das kann dir helfen, tiefer zu fallen …

Wessen bist du dir jetzt bewusst? … Vielleicht einer Körperempfindung, vielleicht aber auch eines Gefühls …

Oder du kannst wahrnehmen, welche Stimmung gerade ist … Und das kann dir helfen, dich tiefer fallen zu lassen …

Du kannst wahrnehmen, wessen du dir jetzt bewusst bist … Und vielleicht nimmst du wahr, wie sich das Gefühl verändert … ob es sich ausbreitet … tiefer wird …

Das kann dir helfen, dich tiefer und tiefer fallen zu lassen …

Wessen bist du dir jetzt bewusst? …

Vielleicht, wie sich das Gefühl verändert oder ob ein zweites Gefühl daneben ist? …

Und das hilft dir, tiefer zu fallen …

Du kannst wahrnehmen, wessen du dir jetzt bewusst bist … Vielleicht, ob sich die Stimmung oder das Gefühl verändert …

Und du kannst dir auch der Körperempfindungen im Hintergrund bewusst sein … Ob der Atem frei fließt … Und das hilft dir, dich tiefer fallen zu lassen …

Wessen bist du dir jetzt bewusst? …

Vielleicht dieses Gefühls oder eines anderen? … Und du kannst auch wahrnehmen, ob da eine tiefere Erfahrung auftaucht … Vielleicht nimmst du einen leeren inneren Raum wahr, aus Frieden und Stille …

Und das hilft dir, tiefer zu fallen …

Du kannst dir bewusst sein, was du jetzt wahrnimmst … Vielleicht eine tiefere Erfahrung von Leere, Stille, Frieden oder Liebe … Aber genauso die Wahrnehmung einer Körperempfindung oder irgendetwas anderes …

Jede Wahrnehmung kann ein Signal sein und dir helfen, tiefer zu fallen …

Du kannst entdecken, wessen du dir jetzt bewusst bist … Vielleicht dieser tieferen Erfahrung …

Und du kannst auch wahrnehmen, was geschieht, wenn du dich in das, was gerade ist, tiefer hineinsinken lässt, tiefer hinein verschwindest …

Und das kann dir helfen, tiefer zu fallen …

Und du kannst wahrnehmen, wessen du dir jetzt bewusst bist …

Was auch immer es ist …

Du kannst auch wahrnehmen, wie du auf das reagierst …

Und indem du jede Reaktion beendest und still bist … kann dir das helfen, tiefer und tiefer zu fallen …

Du kannst dir auch deiner Haltung bewusst sein … Dieser Haltung, nichts zu wollen … alles wahrzunehmen, wie es gerade auftaucht … nichts zu verändern …

Und du kannst auch wahrnehmen, mit welcher Erfahrung diese Haltung verbunden ist …
Und auch das kann dir helfen, dich tiefer und tiefer fallen zu lassen …

Wessen bist du dir jetzt bewusst? … Vielleicht der Leere … die du in dieser Haltung, nichts zu verändern und alles wahrzunehmen, erfährst …

Und du kannst auch und gleichzeitig wahrnehmen, welche Erfahrung auftaucht oder sich vertieft …

Und das hilft dir, tiefer und tiefer zu fallen …

Du kannst wahrnehmen, wessen du dir jetzt bewusst bist …

Vielleicht, welche Ruhe auftaucht, nachdem verschiedene Gefühle, Stimmungen verbrannt sind und ausgeklungen sind …

Und du kannst auch wahrnehmen, wie es ist, in diese Ruhe tiefer und tiefer zu fallen … und vielleicht die unmittelbare Erfahrung machen, zu sein … vielleicht entdecken, wie sich die unmittelbare Erfahrung »Ich bin« anfühlt …

Nicht »Ich bin dies« oder »Ich bin das«, sondern viel unmittelbarer: »Ich bin« …

Und das kann dir helfen, tiefer zu fallen …

Und du kannst dir bewusst sein, was du in diesem Augenblick erfährst … was auch immer es ist …

Und wenn du gleich die Augen öffnest, kannst du darauf achten, auch mit geöffneten Augen in dieser inneren Erfahrung zu bleiben …

Und das Öffnen der Augen kann sogar ein Signal sein, sich noch tiefer fallen zu lassen …

Die Bewegungsübung

Ein gelöster Körper, inklusive eines gelösten Atems, ist von entscheidender Bedeutung für das Aufwachen. Außerdem ist die Gelöstheit des Körper immer ein Zeichen dafür, ob ein Gefühl vollständig gefühlt oder ob es weggeschoben wurde. Das heißt eben auch: Je gelöster mein Körper ist, umso vollständiger kann ich fühlen. Und im Umkehrschluss: Je verspannter mein Körper ist, umso größer ist die Wahrscheinlichkeit, dass sich unter diesen muskulären Verspannungen abgespeicherte und ungefühlte Gefühle befinden.

Hier setzt die von Christian Meyer entwickelte Bewegungsübung an. Normalerweise sollte mindestens dreißig Minuten geübt werden, um wirklich tiefer zu kommen. Für die Audio-Version habe ich auf fünfzehn Minuten verkürzt.

Bevor du die Übung beginnst: Achte darauf, bequeme Kleidung anzuhaben, die dir Raum und Platz für Bewegung und für deinen Atem lässt.

Stell dich bequem hin, die Füße hüftbreit auseinander, und schließe die Augen. Jetzt geht es darum, deinen Körper vollständig loszulassen, Bewegungen entstehen und den Atem fließen zu lassen. Es geht dabei nicht darum, etwas zu machen! Es geht nicht um kontrollierte, schön aussehende Bewegungen. Ganz im Gegenteil: Lass dich bewegen, aus deiner Atemmitte heraus. Lass dich überraschen, was da von selbst aus dir entstehen will. Es geht um ungerichtete, spontane, von allein entstehende Bewegungen. Der Mund ist dabei leicht geöffnet. Der Körper sucht sich genau die Bewegungen aus, die er für seine Heilung braucht.

Bleib jetzt für fünf Minuten mit deiner vollen Konzentration nur auf deinen spontanen Bewegungen.

Im zweiten Schritt nimmst du einen Ton hinzu, als Ausdruck deines Fühlens. Das heißt, du bleibst zwar in der Bewegung, richtest deine Aufmerksamkeit aber jetzt auf deine Gefühle. Was fühlst du jetzt? Und welcher Ton ist für dieses Gefühl angemessen? Achte darauf, dass dein Ton nicht künstlich und übertrieben wirkt und dass du damit auch kein Gefühl wegmachen willst. Sondern lass aus deinem Gefühl einen Ton entstehen; so kann das zum Beispiel bei Traurigkeit ein zarter Klagelaut sein.

Bleib fünf Minuten mit deiner ganzen Aufmerksamkeit bei deinen Gefühlen und den dazu passenden Tönen.

Als dritten Schritt suchst du dir jetzt einen Platz in deinem Raum, wo du dich hinlegen oder -setzen kannst und mit geschlossenen Augen weiter deinem Prozess und deinen Gefühlen nachspüren kannst.

Bleib auch hier wieder fünf Minuten in Stille.

Danach räkelst und streckst du dich, öffnest die Augen und kommst wieder ganz in der äußeren Welt an.

10
Theta-Balance – ein Resümee

Dieses Buch enthält all mein Wissen, mein Können und meine Erfahrung. Ich habe einen Teil meines persönlichen Weges mit hineingenommen. Was jede und jeder Einzelne von Ihnen damit macht, bleibt Ihnen überlassen. Ich wünsche Ihnen, dass Sie sich das herausnehmen, was Ihnen zusagt. Experimentieren Sie, vertrauen Sie sich und Ihrer inneren Stimme. Seien Sie neugierig. Und lassen Sie sich auf neue Erfahrungen ein.

Darüber hinaus soll dieses Buch Mut machen – auch und gerade Frauen, die einen traumatischen Hintergrund haben wie ich. Ja, es ist ein steiniger Weg, aber er ist begehbar. Heilung ist möglich, auch wenn sie dauert und mitunter ein lebenslanger wachsender Prozess ist. Aber, hey, ihr Frauen da draußen, ihr seid nicht allein, lasst euch nicht unterkriegen, steht auf und kämpft für euch und eure Rechte! Weil ihr es wert seid, weil ihr es schaffen könnt! Sucht euch andere Frauen, schließt euch zusammen und heilt miteinander! Geht in eine völlig neue Form der weiblichen Kraft und Erneuerung!

Oben Gesagtes richtet sich nicht gegen die Männer und schließt die Männer nicht aus. Wir Frauen brauchen Männer, die in ihrer tatsächlichen männlichen Kraft stehen, die präsent und da sind, fühlen und weinen können. Aber, wir müssen zunächst einmal selbst heil werden, jeder für sich – die Männer mit ihren Jungs und die Frauen mit ihren Mädels, und dann ist Wunderbares möglich.

Das heißt, es geht nicht mehr darum, welche Methode die bessere ist – Theta-Balance oder NLP oder was auch immer. Es geht einfach um Heilung. Es geht darum, das zu nehmen, was für jeden stimmig ist. Jeder Weg ist ganz individuell, und das darf nie vergessen werden.

Letztendlich geht es aber um eine gesellschaftliche Heilung – Spiritualität, Wirtschaft und Gesellschaft müssen wieder zusammenwachsen, wenn wir und unsere Welt heil werden und überleben wollen. Es geht also um etwas Größeres. Wichtig ist, wie wir alle zusammen es schaffen, einen anderen Weg zu Heilung und Ganzheit zu gehen.

Theta-Balance, so wie ich sie mit den bereits bestehenden und erprobten Therapieformen kombiniere, kann ein schnelles Werkzeug zur persönlichen Transformation für die neue Zeit sein. Für mich persönlich wird das Aufwachen essenziell bleiben. Es ist einfach wunderschön, nur in Liebe zu sein. Im Jahr 2000 war ich das über mehrere Monate und bin dann wieder herausgefallen. Ich habe also einen Geschmack von dem bekommen, was möglich ist. Und diesen Geschmack werde ich nie wieder vergessen! In meinem tiefsten Inneren weiß ich, dass diese Art von Liebe und Glück nicht im Außen, sondern nur in meinem Inneren zu finden ist. Gerade in den heutigen Zeiten des Wandels, wo man nicht mehr sicher ist, was bleibt und ob der Euro morgen noch bestehen wird, wird es essenziell wichtig, einen Halt zu finden in dem, was jenseits von äußeren Faktoren ist. Menschen erleben aktuell mehr und mehr, dass ihre scheinbar sicheren Partnerschaften zerbrechen, Arbeitsplätze verloren gehen und ihnen ihre ehemals stabilen Grundfesten abhandenkommen.

Hier muss eine neue stabile Größe im Menschen selbst entstehen. Das Einzige, was uns neue Sicherheit bringen kann, liegt meines Erachtens im Aufwachen. Die äußeren Dinge können klar erkannt und angeschaut werden, aber sie tangieren nicht mehr die durch das Aufwachen erreichte Grundwahrnehmung von Stille, Liebe, Frieden oder auch Glückseligkeit.

Wenn ich aufwache, werde ich wahrhaftig frei sein!

In diesem Sinne – ich wünsche Ihnen, dass Sie diese wahre innere Freiheit in Ihrem Leben erfahren!

Anhang

Dank

Ich danke meinen Kindern Kira und Tarek, dass sie so verständnisvoll und geduldig bei dem Prozess der Buchentstehung an meiner Seite waren und an so manchen Wochenenden ihre persönlichen Interessen zurückgestellt haben.

Ich danke meiner lieben Freundin Annegret Torspecken, die mit ihrem großen Wissen aus der Verlagswelt, ihrer unermüdlichen Langmut und ihrer großen Herzenswärme immer bestätigend und unterstützend hinter mir stand. Ohne sie hätte dieses Buch so nicht entstehen können.

Ich danke Wulfing von Rohr für die Chance, dieses Buch schreiben zu können, und für sein persönliches Engagement.

Ich danke meinem geliebten Lehrer Christian Meyer. Ich danke ihm für seine Mitarbeit an Kapitel 8 und 9 und dass er mir großzügig seine von ihm entwickelten einzigartigen Übungen (die Bewusstheitsübung und die Bewegungsübung) zur Verfügung gestellt hat. Ich verbeuge mich vor seiner großen Liebe zum Menschen, seiner absoluten Integrität, seiner geistigen Brillanz und seinem Humor. Diese Liebe ist das, was mich an Christian am meisten berührt. Sie ist nicht an die Person Christian gebunden, sondern geht über sie hinaus. Schaue ich Christian in die Augen, erlebe ich grenzenlose Liebe und einen Sog in die Unendlichkeit. Mein Herz ist so sehr berührt, dass mir oft Tränen ob dieser Liebe kommen. Es ist das Gefühl, erkannt und endlich geliebt zu sein, so wie man es sich schon immer gewünscht, aber nie erfahren hat. Dabei ist es egal, wie man aussieht, was man geleistet hat, ob man Bettelmann oder Banker ist. Bei Christian sind alle diese Menschen gleich. Letztendlich ist es die göttliche Liebe, die in uns allen wohnt, die wir alle sind. Zu der wir nur unseren Zugang verloren haben. Christian erinnert uns daran. In ihm erleben wir unser wahres Sein, unsere wahre Natur.

In diesem Sinne wünsche ich Ihnen und uns allen: Möge die göttliche Gnade Sie berühren und erwecken!

Christine Lemmrich

Literaturhinweise

Vianna Stibal: *ThetaHealing™*. Berlin 2011

Esther Kochte: *ThetaFloating*. München 2011

Erika J. Chopich / Margaret Paul: *Aussöhnung mit dem Inneren Kind*. Berlin 2009

Alfred R. Austermann und Bettina Austermann: *Das Drama im Mutterleib – Der verlorene Zwilling*. Berlin 2009

Peter Levine: *Vom Trauma befreien*. München 2007

Marlies Holitzka / Elisabeth Remmert: *Systemische Familienaufstellungen*. Darmstadt 2006

Christian Meyer: *Aufwachen. Der Weg der inneren Erfahrung*. Bielefeld 2009

Sylvester Walch: *Vom Ego zum Selbst – Grundlinien eines spirituellen Menschenbildes*. München 2011

Beate Bunzel-Dürlich: *Handbuch der Medialität und Hellsichtigkeit*. Oberstdorf 2007

Diana Richardson: *Zeit für Liebe: Sex, Intimität und Ekstase in Beziehungen*. Köln 2004

Chameli Ardagh: *Komm dir näher … und l(i)ebe deine tiefste Sehnsucht*. Bielefeld 2008

Eva-Maria und Wolfram Zurhorst: *Liebe dich selbst und freu dich auf die nächste Krise*. München 2007

Über die Autorin

Christine Lemmrich, Jahrgang 1970, ist Diplom-Sozialpädagogin, Heilpraktikerin (Psychotherapie) und Kommunikationstrainerin. Seit 2002 ist sie freiberuflich in ihrer eigenen Praxis tätig: Theta-Balance – tiefenpsychologisch und existenziell orientierte Psychotherapie – NLP-Familien- und Organisationsaufstellung – Körperarbeit – Rituale. Sie ist Mutter von zwei Kindern.

Christine Lemmrich hat – neben ihrer fundierten Ausbildung und ihrer langjährigen Berufserfahrung – aufgrund der eigenen Biographie und ihrer weiter fortdauernden Arbeit an sich selbst eine besondere Einfühlsamkeit und Klarheit entwickelt. Mit ihrer ebenso spirituellen wie bodenständigen Art und der Anwendung verschiedener methodisch-praktischer Techniken begleitet sie ihre Klienten zu einer ganzheitlichen Heilung, einer stabilen und umfassenden Gesundheit und in ein Leben mit Sinn und Erfüllung.

Im Zuge ihrer langjährigen Arbeit entwickelte sie ihre Wahrnehmung zu ihrer eigenen hellsichtigen Führung, die es ihr möglich macht, Dinge »zu sehen« oder »zu spüren«, die mit dem Verstand nicht ohne weiteres zu erfassen sind.

Für ihre Klienten bringt sie die Dinge aus der unsichtbaren Welt auf den Punkt und transportiert so Weisheit in praktische Handlungen. Sie hält wenig von umfassenden und allgemeinen Heilversprechen, dafür umso mehr von nachvollziehbaren und anhaltenden Veränderungen.

Theta-Balance kann sie auch deshalb überzeugend anwenden, weil sie selbst durch tiefgreifende und langjährige Heilungsprozesse gegangen ist. Dabei betrachtet sie Theta-Balance nicht als Allheilmittel, sondern im Wesentlichen als eine besonders wertvolle neu konzipierte und effektiv wirksame Methode.

Kontaktinformation

HP Christine Lemmrich
Fischerhüttenstr. 85
D-14163 Berlin

Tel.: 030 / 544 616 14
Mobil: 0177 / 871 83 05

Webseite: www.theta-heilung.de
E-Mail: thetapraxis@web.de

Die Autorin bietet Einzelsitzungen, Seminare und Workshops an. Gern können auch örtliche Buchhandlungen und andere Veranstalter zu Vorträgen und Seminaren einladen.

CAROLINE MYSS

IM KRAFTFELD DER SEELE

Die fünf spirituellen Gesetze der Heilung

Die weltweit renommierte Heilerin Caroline Myss zeigt, dass viele Krankheiten auf innere Einstellungen wie Wut, Stolz oder Anspruchsdenken zurückzuführen sind. Diese Haltungen stehen der spirituellen Selbstverwirklichung im Weg und können mit der hier beschriebenen transformierenden Methode überwunden werden.

Jeder, der Heilung sucht, wird aus diesem Buch lebensverändernde Impulse schöpfen und Wege finden, um Selbstheilungsprozesse an Körper und Seele einzuleiten.

MensSana
BEI KNAUR

DR. ZHI GANG SHA

SEELENSPRACHE

Erkenne deine innere Wahrheit

Jeder Mensch kann mit seiner Seele kommunizieren und dadurch Wege entdecken, um sich wohl zu fühlen, positive Beziehungen aufzubauen und Fülle auf allen Ebenen zu erfahren.

Dr. Zhi Gang Sha erklärt Techniken, um die Sprache der Seele wahrzunehmen und richtig zu deuten. Denn: Sie gibt Hinweise, worauf es in den unterschiedlichen Lebensbereichen ankommt, und sie hilft dabei, die richtigen Entscheidungen zu treffen.

Eine einzigartige Methode, um sich der hilfreichen Führung seiner Seele anzuvertrauen, sich mit dem Göttlichen zu verbinden und Heilung – körperlich und emotional – zu erfahren.

MensSana
BEI KNAUR

INNA SEGAL

DIE VERBORGENE SPRACHE DES KÖRPERS

Das Handbuch zur Symptomdeutung und Selbstheilung

Jeder Mensch verfügt über eine innere »Heilintelligenz«, die lediglich auf die richtige Weise angezapft werden muss. Inna Segal erschließt leicht nachvollziehbar die energetischen, emotionalen und mentalen Ursachen von rund 200 körperlichen Symptomen – von Allergie bis Zahnschmerz – und bietet Anregungen für Soforthilfe.

Jeder kann hier lernen, die Botschaften seines Körpers richtig zu verstehen, negative Gefühle und einengende Überzeugungen abzubauen und schließlich sich selbst zu heilen.

MensSana
BEI KNAUR